天下文化
BELIEVE IN READING

# 訂製你的無病生活

30問掌握
預防、診斷、治療、照護對策

林惠君、黃筱珮、吳佩琪 著
臺北醫學大學體系 顧問

# 目錄

序
掌握拯救國人健康的關鍵產業　張文昌　012
精準健康開創醫療新境界　林建煌　014

楔子
從同病同治走向治未病　016

# 生

## 延續生命

01 高齡懷孕及不孕等問題，讓許多夫妻吃盡苦頭，是否有更先進的方式助孕？　026
▼縮時攝影胚胎培養系統和胚胎著床前基因診斷等人工生殖技術，能幫助挑選健康胚胎，提高試管嬰兒存活率。

02 檢驗子宮內膜異位症，有沒有更簡便的方式？　032
▼體外診斷試劑抽取一毫升患者血液，能檢測出是否帶有與子宮內膜異位症相關的生物標記。

03Q 有沒有更準確的方式可以檢測寶寶是否健康？ 038
▼透過次世代定序檢驗技術，懷孕滿十週就可以抽血檢測母血中的胎兒游離DNA，準確度至少可達到九九．五％。

04Q 新冠肺炎傳染性高，有什麼方法可以避免群聚感染？ 044
▼善用零接觸智慧防疫自助機、iTPass APP、零接觸式防疫科技平台等服務，讓防疫變得更聰明又安全。

05Q 新冠肺炎核酸檢驗是否有更精準的檢驗方式？ 056
▼胸腔X光偵測系統能在拍完X光片後十秒至二十秒內，揪出新冠肺炎疑似病例並發出警示。

# 病

## 預防檢測

01Q 家族中多人有罹癌紀錄，我罹患癌症的機率是不是很高？ 064
▼藉由次世代定序分析，加上生物資訊學的演算及分子醫學的知識，就能評估一個人的罹癌風險。

02 AI能幫助早期發現癌症、早期治療？ 070

▼利用ＡＩ進行癌症數位快篩，價格便宜又精準；ＡＩ還能幫忙掌握即時、精準及個人化的資訊，並且運用大數據來分析個人健康型態。

03 愈來愈多女性朋友罹患乳癌，除了乳房攝影，還有其他有效的檢測方式嗎？ 074

▼當惡性腫瘤增生時，癌細胞會將其ＤＮＡ釋放至血液中，因此，透過抽血（血漿檢體）檢驗ＤＮＡ甲基化的程度，也可以了解腫瘤性質。

04 阿姨停經後有不正常出血，她擔心是子宮內膜癌，有低侵入性的檢測方法嗎？ 080

▼除了子宮內膜搔刮術或子宮內膜切片等病理檢查方式，還可利用檢測多個甲基化基因的方式找出子宮內膜癌，侵入性較低。

05 媽媽曾因心血管疾病緊急送醫，有什麼辦法能預防類似事情發生？ 086

▼ＡＩ穿戴裝置可隨時偵測心律變化，並且找出心房顫動、致命性心律不整或心室早期收縮的潛在患者，減少心因性猝死的危險。

Q 06

**聽說敗血症是重症患者的致命疾病，該怎麼預防？**

▼敗血症容易被忽略而延誤治療，TED-ICU遠距人工智慧重症照護平台可以遠距自動監測，及時掌握病人的生理數據，還能夠提早預測未來病況。

092

Q 07

**朋友的孩子罹患癲癇，醫師判定是腦血管動靜脈畸形所引起，有評估工具可以幫他們決定如何治療嗎？**

▼AI可將醫學影像自動分群，來評估腦疾病患者接受放射線治療的風險，為每位患者調整治療計畫，或者設法將治療風險降低至最理想的範圍。

100

Q 08

**另一半睡覺時呼吸會忽然停止，有沒有比較便捷的方式，確診是否為睡眠呼吸中止症？**

▼居家睡眠檢測服務可讓患者睡得更安心，即使檢測設備不比醫院睡眠中心來得多，但可連續檢測數晚，所有數值加起來還是非常具參考性。

106

09
**微創手術相對安全，但醫療疏失也時有所聞，目前有改善的方法嗎？**
▼達文西手臂操作上既精準又靈活，手術輔助系統也能幫助醫師快速釐清手術步驟、協助辨識重要器官組織，提高手術效率。
116


# 病

## 疾病診療

01
**小朋友的氣喘總在季節交替時反覆發作，除了使用類固醇藥物，還有什麼選擇？**
▼依據標靶治療確認氣喘類型用藥之外，患者可使用高互動性的居家裝置及APP，隨時蒐集用藥、肺功能及生活習慣等相關數據，彈性調整治療方針。
124

02
**兒童或青少年罹癌人數也不少，治療及照護方式與成人患者有何不同？**
▼兒童癌症治療特別注重不同專科醫師彼此溝通、協調，因為用藥、手術或放射治療的順序，往往影響成敗。
130

Q03 叔叔腎功能不佳且行動不便，需要在家洗腎，這麼做是否安全？ 138

▼雲端全自動腹膜透析機的出現，讓患者居家執行腹膜透析治療時可以更安全、方便，而且更加趨向精準化治療。

Q04 心臟病發作，就醫時間分秒必爭，能否不要讓病人在內、外科來回奔波？ 146

▼複合式手術室除了結合心臟內科、外科及放射介入科，開刀房裡也設置心導管室等級的影像設備，患者毋須移動，在同一個空間裡就能完成所有相關治療。

Q05 常見的癌症治療方式為手術、化療及放療等，是否還有更新、更有效的方式？ 154

▼若常規治療效果不佳，可考慮使用免疫療法或細胞治療，藉由活化免疫系統或增加免疫細胞來對抗癌細胞。

06 傳統治療效果不佳，可以改用質子治療嗎？ 160

▼利用經過加速的質子射束來消除癌細胞，進入人體後直到抵達治療目標深度才會釋放所有能量，較不會造成正常細胞傷亡，副作用的風險也減少很多。

07 家人罹癌必須化療，有什麼方法可以提升治療效果或減少副作用？ 164

▼腫瘤熱療法利用加熱方式讓癌細胞死亡，能加乘化療、放療的效果，也比較不會感到不適或痛苦。

08 肺癌是台灣致死率最高的癌症，有方法及早揪出病灶嗎？ 170

▼AI辨識系統可以迅速從眾多影像中，比對、分析，找出肺結節的位置，提高判讀精準度。

Q09 罹患肺癌卻不適合開刀，是否有其他治療方法可提高存活率？
▼免疫療法，如：免疫檢查點抑制劑，只要用在對的患者身上，再搭配化療一起進行，便可維持長期療效，甚至長時間不再復發。 176

Q10 家人罹患肺纖維化，常莫名咳嗽、氣喘或感覺疲累，有沒有方法可改善？
▼標靶藥物能有效阻止惡化，或可採用幹細胞治療增加負責免疫調節的細胞，產生專門對抗病毒的免疫細胞，進而改善病程。 182

# 老

## 抗老逆老

Q01 家裡長輩行動力變差，懷疑可能是骨鬆或肌少症，有沒有簡便的方式可以檢測？
▼藉由ＡＩ軟體，只要一張髖部Ｘ光片就能判斷患者是否有肌少症，準確度約為八成；透過訓練強化ＡＩ學習，預計二〇二二年可將準確率提升至九成。 190

Q02
老化及關節使用過度造成退化性關節炎，看了醫生卻效果有限，該怎麼辦？
▼異體脂肪幹細胞治療不需要動大刀矯正，沒有傷口，可望成為未來膝關節細胞治療的選項之一。
196

Q03
阿嬤長期受腰椎病痛所苦，但她很怕開刀，是否有傷口小、出血少且後遺症少的術式？
▼ROSA機械手臂導航手術系統可以減少出血、感染風險及疼痛，縮短手術與住院時間，適用於胸椎、腰椎、薦椎手術，以及部分大腦手術。
204

Q04
阿公最近記性好差，我們擔心他得了阿茲海默症，該怎麼辦才好？
▼如果早期發現，以藥物（主要是乙醯膽鹼抑制劑）或非藥物（例如：環境調整、藝術、懷舊療法等）介入治療，可望延緩病程。
212

05 藥物無法解決帕金森氏症經常性的震顫，是否有更具效果的緩解方法？ 220

▼神波刀可以磁振造影讓醫師精確判斷與定位治療區域，接著以高強度超音波在腦部聚焦產生熱能，破壞不正常的神經通路，進而達到治療效果。

06 阿嬤中風後必須長期臥床，光靠外勞及家人照顧又太吃力，有什麼方法能夠減輕家屬負擔？ 226

▼導入精準照護及輔助科技，可望為居家照顧提供一些助力，讓被照顧者獲得較好的照護品質，照顧者也能減輕一些負擔。

結語
做好準備，迎接精準健康時代 234

序

# 掌握拯救國人健康的關鍵產業

張文昌
臺北醫學大學董事長

隨著醫療科技進步，「精準健康」（Precision Health）已是時勢所趨，如今，國人在面對嚴重疾病或癌症威脅時，不像過去只能有單一或傳統的診療方式，透過人工智慧（AI）、大數據分析等資通訊科技發展，每個人的病歷資料，從細胞到基因、數據到影像，不再只是數字，而是可以拯救每一位國人的健康關鍵。

目前，全球科學家及政府產官學研部門，無不投入研究、砸下重本，帶領全球人類邁向精準健康的嶄新世界，不僅讓精準健康成為現在與未來醫學教育與醫療發展的一門顯學，更強調跨域結合，以精準健康翻轉產業創新。

臺北醫學大學（簡稱北醫大）擁有一校六院教育與醫療體系，從醫學中心（萬芳醫院）、準醫學中心（雙和醫院）、區域醫院（北醫附醫）到地區醫院（新國民醫院）及兩個院中院（臺北癌症中心、臺北神經醫學中心），具備發展優質醫療體系的創新格局；同時也擁有自己的組織庫、生物資訊中心、ＧＴＰ實驗室，配套完整的臨床試驗中心、聯合人體研究倫理委員會等，有助於精準健康的相關研究。

舉例來說，自二〇一五年起，北醫大便開始整合北醫附醫、萬芳醫院、雙和醫院的電子病歷數據庫，截至目前為止，已擁有近三百八十萬筆病患臨床資料，經過去識別化及專家ＡＩ分析，將能夠用來打造健康數據平台，守護國人的健康。

為了幫助更多民眾了解精準健康的意義及與自身的關係，北醫大與遠見．天下文化共同出版《訂製你的無病生活：30問掌握預防、診斷、治療、照護對策》，帶領讀者從實用角度，進一步了解精準健康的發展與特色，並且從人的一生「生、老、病」等階段所面臨到的不同問題，「精準」掌握自己的健康人生。

這兩年新冠肺炎疫情衝擊全球，面對後疫情時代，精準健康更顯重要。現在，發展精準健康的腳步不僅沒有變慢，反而迅速轉為疫苗研發及防疫策略規劃，側重在新興傳染病的防護與監控，例如：快速篩檢、藥物和疫苗的研發，同時激發精準健康的發展願景，共同為台灣精準健康產業開創新局。

序

# 精準健康開創醫療新境界

林建煌
臺北醫學大學校長

近年來，精準健康已成為我國醫學界與生技產業發展的核心重點，產官學研各界無不卯足全力發展精準健康，從「精準預防」、「精準診斷」、「精準治療」及「精準照護」四大面向出發，提供更「精準」的個人化服務，照顧社會大眾的健康。

北醫大醫療體系近年全力發展精準健康，以疾病為導向，轉譯醫學為主軸，聚焦四大重點研究領域，包含癌症轉譯、神經醫學、胸腔醫學、ＡＩ醫療；以及標定新興領域，如：細胞治療與再生醫學、生醫器材研發、心臟醫學、泌尿腎臟醫學等，各領域除持續強化研究的深度與廣度之外，所有研究領域均往「精準健康」發展，擴大研究的應用範疇。

台灣發展精準健康的優勢，包括：擁有尖端的醫療與資通訊科技、健全的健保資料庫，以及二〇二一年底才通過的《生技醫藥產業發展條例》，除了延長至二〇三一年外，也新增四個新興發展領域，如新劑型製藥、精準醫療、智慧醫療及再生醫療，同時配套「鼓勵創新與投資」及高階延攬與留才，可謂是將法規與政策配合，全力支持生技醫療產業之發展。此外，行政院生技產業策略諮議委員會議（Bio Taiwan Committee, BTC）也於二〇二〇年、二〇二一年，以「精準健康」為主題，顯示政府大力推動生技產業，邁向精準健康新紀元的決心。

北醫大二〇二二年即將啟用全國唯一擁有大學、醫院及生醫產業「三位一體」的雙和生醫園區，同時結合全台首創的大學生醫加速器，未來除培育優質生醫人才，投入精準健康等研發產製之外，也將進一步成為發展頂尖轉譯醫學研究與加速生醫產學育成的重要基地。

精準健康是跨領域的醫學專業範疇，需要各方面基礎、臨床跨域人才，以及專家共同參與。北醫大透過出版《訂製你的無病生活：30問掌握預防、診斷、治療、照護對策》新書，集結三十個關乎民眾健康的提問，分享給社會大眾，也希望拋磚引玉，加速精準健康的發展與創新。

楔子

# 從同病同治走向治未病

以往，生病時，醫師會利用問診的方式，加上抽血、驗尿、影像等常規檢測，並且透過病患主動告知身體狀況，結合醫師的經驗及專業知識分析，以標準療程進行治療。

現在，一旦生病，尤其是癌症，除了傳統常規檢查與治療，還能利用個人基因表現等資訊，施以精準的個人化治療，例如：標靶藥物治療、細胞治療等，讓治療達到最大成效。

未來，可以想像的畫面是，即便是未生病的人，也能透過檢測判斷個人可能發生的疾病、評估風險值，並提供個人化的健康管理方案，進而達到真正的「防病於未然」。

## 相同疾病可以有不同療法

每個人的基因、生活環境、飲食習慣、生活作息等不盡相同，造就獨一無二的個體，以往一體適用的治療方式，忽略個體化的差異，也就是「同病同治」，但未必有相同的治療結果。

漸漸，醫界發現問題，認為治療應予以個人化，意即「同病異治」，開展了「精準醫療」（Precision Medicine）的時代。

美國自二〇〇九年起，開始有計畫的發展精準醫療；到了二〇一一年，美國科學院、美國工程院、美國國家衛生研究院，以及美國科學委員會，又共同發表了《邁向精準醫學》報告。

二〇一五年時，美國前總統歐巴馬進一步提出「精準醫療倡議」，界定「精準醫療」係指利用個人基因型或是基因表現，以臨床資料選擇最適合個人使用的藥物、治療方法，以達到藥品的最大療效與最小的副作用；同年，歐巴馬宣布啟動

「精準醫療計畫」，募集十億美元，應用於癌症預防、研發疫苗、早期篩檢、免疫療法、基因體學、組合療法和大數據分析等，主要著重推動癌症預防和治療，醫界從此邁入嶄新的局面。

## 掌握基因對人體的影響，就能找到治療方法

「精準醫療計畫」的目標，是在十年內募集一百萬人的基因資料，整合到雲端資料庫，透過不同族群、年齡層的個人化基因資料，就可以研究遺傳性變異對人體健康和疾病形成所產生的影響，做為臨床治療的參考，希望能為患者提供適時、適量、適人的治療。

所以，基因定序只是第一步，還必須進一步建立大數據資料庫，再根據個人基因表現，設計合適的藥物及治療方式，例如：細胞治療、基因治療等。

一言以蔽之，精準醫療指的是依據個體基因差異、個體的生活型態、外在環境等不同，給予個人化治療，也就是從以往的「同病同治」走向「同病異治」。

除了美國之外，包括：英國、法國、澳洲、韓國、日本等國家，也都陸續投入

相當經費在精準醫療計畫。資誠會計師事務所《精準健康產業趨勢報告：精準治療》調查顯示，二〇二〇年全球精準治療市場規模為六八三億美元，預計二〇二五年將達一三四四億美元，五年成長率為九七％。

精準醫療勢不可擋，是全球醫學的主要趨勢，台灣當然不能自免於外。

## 台灣也有生物資料庫

要做到因應不同人種、環境、飲食與生活型態等的個人化醫療，勢必要有針對國人的生物資料庫。目前，便有中央研究院接受政府委託，在二〇一二年成立「台灣人體生物資料庫」，蒐集病患及健康人的檢體，做為後續制定改善疾病的治療方針和預防策略。

不僅如此，台灣政府也開始擬定配套發展，推動生醫產業創新就是其中一項。二〇一六年，行政院擬定「生醫產業創新推動方案」，同年十二月又修訂了《生技新藥產業發展條例》，新增「精準醫療」、「基因治療」及「細胞治療」等領域，以加速產業發展。

二〇一七年，行政院又提出「五加二產業創新計畫」，其中鎖定「生醫產業創新推動方案」，發展利基精準醫學，推動各項精準醫療計畫，並提出整合型「癌症精準治療」旗艦計畫，希望將台灣打造成獨具特色的「亞太地區癌症醫療中心」。

更進一步，中研院在二〇一八年開始執行「台灣精準治療計畫」，整合全台十五個醫療體系，同樣以蒐集百萬人基因資料為目標，對象涵蓋患病、亞健康、健康人的資料，進行疾病風險評估、預測與精準用藥。

而在二〇二一年即將結束的時候，台灣生醫界迎來了一個好消息，十二月二十一日立法院三讀通過《生技新藥產業發展條例》修正草案，並將法案名稱修正為《生技醫藥產業發展條例》。其中，除了租稅優惠，新條例也將再生醫療、精準醫療、數位醫療，專用於生技醫藥產業的創新平台、受託開發製造（Contract Development and Manufacturing Organization, CDMO）的生技醫藥公司，擴大納入獎勵範圍。

隨著對基因的了解、大數據分析、儀器與檢測技術進步，精準醫療能做到「同病異治」，為每個病患量身打造適合的療程，例如：儀器設備可精準治療，提升治癒率、減少不必要的副作用，做到早期疾病診斷與治療。

不過，所謂「上醫醫未病，中醫醫欲病，下醫醫已病」，近來醫界的趨勢是，將「精準醫療」擴大為「精準健康」，從治療已病、提早診斷欲病，再到預防產生疾病的「未病」，除了罹病族群，更涵蓋亞健康乃至健康族群，提供具有效益的疾病預測、風險評估等方案，達到改善個人生活習慣，促進健康。

「相較於歐巴馬當年提出『精準醫療計畫』，現在的精準醫療範疇已經全面開展，邁入精準健康層次，以精準預防、精準診斷、精準治療及精準照護四大面向為主軸，」北醫大校長林建煌說明。

例如，有家族遺傳史的夫妻，在進行人工生殖時，以「胚胎著床前基因診斷」（PGD／PGT-M）挑選出染色體數量正常、不帶有家族性遺傳疾病的胚胎植入子宮，中止遺傳悲劇。

## 融合生醫與資通訊，防病於未然

林建煌進一步指出，若從產業端與應用端思考，可以看出，精準醫療局限於醫院，精準健康則涵蓋整體生醫產業及資通訊產業。

譬如，進行檢測的儀器設備，就需要結合醫學與資通訊。像是萬芳醫院利用

AI與髖部X光片，透過大數據分析，輔助判斷老人是否有肌少症或預測未來十年骨折的風險，如應用於醫療照護端，就可以提早介入衛教、避免老人骨折。

根據資誠會計師事務所《數位健康大未來》報告顯示，全球醫療支出自二〇一九年到二〇三〇年，將由預估的十兆六千萬美元成長到十五兆美元，其中投入預防保健、早期診斷、健康維護等面向的支出，將由一兆美元提高到近四兆美元，約占總支出的三分之一。

工研院推估的資料亦顯示，二〇二〇年全球精準健康市場規模約三一九八億美元，二〇二五年將達五八四七億美元，年複合成長率達一二・八％。

從調查可見，除了精準治療外，全面針對個人化的預防生病、保健的精準健康，近年來的發展推動了生醫產業暢旺，儼然成為生醫界的「顯學」。

## 生醫產業可望成為第二個護國神山

「二〇二一年通過的《生技醫療產業發展條例》對台灣生醫產業來說，是一項重大利多消息，不僅鼓勵生醫產業朝數位醫療、智慧醫院及遠距醫療照護發展，還可望引領台灣的生技醫療產業再創高峰，將生醫產業打造成台灣的第二個『護國神山』，」林建煌強調：「台灣有醫療和資通訊產業優勢為後盾，更可以順勢引領業界朝向涵蓋保健、預防、診斷、治療、照護的全齡健康願景發展。」

他以北醫體系為例指出，自二〇一五年起，北醫大結合三家附屬醫院的電子病歷數據形成「臨床研究資料庫」，收納近三百八十萬筆病患臨床資料，以及聯合人體生物資料庫，「其中蒐集最完整的是癌症檢體，將這些數據經過專家、AI分析，就能變成有用的資料，成為拯救每一個國人的健康關鍵，更進一步研發並應用於臨床場域。」

展望未來，「從未出生前的生殖醫學，可以進行基因檢測、預防遺傳疾病，預防保健、疾病診療，再到老年的精準照護，北醫體系透過精準醫療的發展，更進一步朝向精準建康管理的方向努力前進，這也是整個世界的趨勢，」林建煌總結。

# 生

## 延續生命

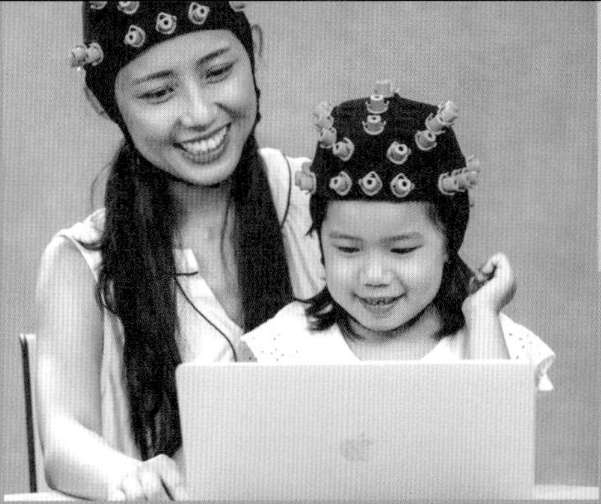

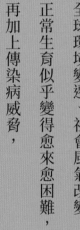

全球環境變遷、社會風氣改變……
正常生育似乎變得愈來愈困難，
再加上傳染病威脅，
如何保障、避免危害生活？

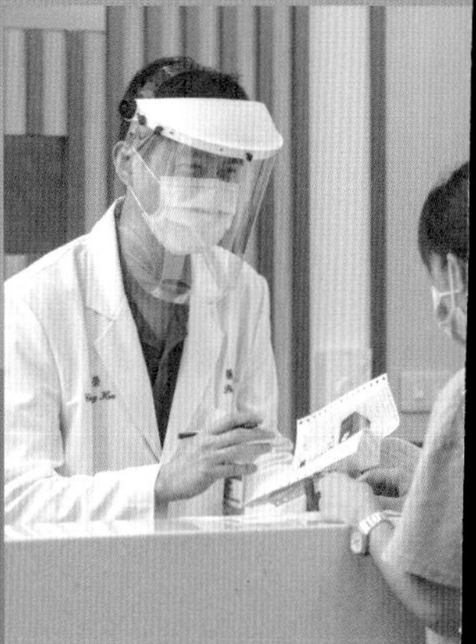

# Q01

# 高齡懷孕及不孕等問題，讓許多夫妻吃盡苦頭，是否有更先進的方式助孕？

## A

「台灣已進入『生不如死』的時代！」臺北醫學大學附設醫院（簡稱北醫附醫）生殖醫學中心主任陳啟煌語重心長的說，二〇二〇年台灣出生人數十六萬五千兩百四十九人，死亡人數十七萬三千一百五十六人，死亡人數首度超越新生兒數，人口進入負成長階段，正式出現「生死交叉」的向下反轉。

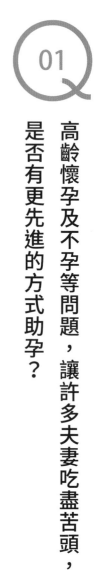

少子化問題嚴重，許多人選擇不婚不生，但也有不少夫妻面臨想生卻生不出來的困境。

根據統計，台灣平均每七對夫妻就有一對不孕。究其原因，「晚婚晚生」是最主要的源頭。很多女性警覺到不孕問題求診時，往往已經超過三十五歲，成為醫學上的高齡產婦。甚至，在陳啟煌的診間裡，更有高達六成是年近四十歲才前往求孕。

## 高齡是最難逆轉的不孕因素

陳啟煌表示，環境荷爾蒙、塑化劑、空汙毒害等因素，都可能塑造不利懷孕的體質，另外還有男、女各自不同的器質性或心理性原因，但整體來說，「高齡」是最難逆轉的因素。

「人類最適合生育的年齡是二十二歲至二十八歲，三十五歲以上就是高齡產婦，高齡婦女的卵子減少，且易染色體突變，身體的健康程度也逐漸衰退，不利懷孕，」陳啟煌指出，「人工生殖技術進步，很多人以為『有靠山不用擔心』，三十多歲結婚，晚幾年再求子也無妨，一轉眼到快四十歲、甚至超過四十歲生不出來，才開始求醫……」

這種情況，醫療效果自然有限。儘管科技進步，但人工生殖技術並不是「包生」

技術，只是盡量協助、提高懷孕率。

## 縮時攝影胚胎培養系統，有助提升試管嬰兒成功率

面對求孕者的殷殷期待，醫界也持續努力，甚至開展跨域合作，像是過去主要應用於工業的ＡＩ，如今也運用在不孕症治療。以北醫附醫生殖醫學中心為例，便在二〇一九年率先引進「縮時攝影胚胎培養系統」，能模擬母體子宮內環境，每十分鐘為胚胎拍照一次，捕捉胚胎從受精後到第五至六天細胞分裂進展，亦即從「囊胚期」開始，完整記錄孩子的成長過程。

陳啟煌說明，傳統的胚胎培養法為了不打擾胚胎發育，往往只能每天在特定時段將胚胎拿出培養箱外觀察記錄，利用囊胚等級預測囊胚著床率，觀測時間點受限，完全由醫師依據經驗判斷懷孕率。

相對而言，縮時攝影胚胎培養系統除了提供胚胎穩定、不受打擾的培養環境，減少因胚胎移出培養箱觀察造成的環境差異，增加胚胎存活度，同時大量獲取胚胎資訊，搭配生長曲線資料庫智慧分析軟體，依據胚胎細胞分化、外型及發育速

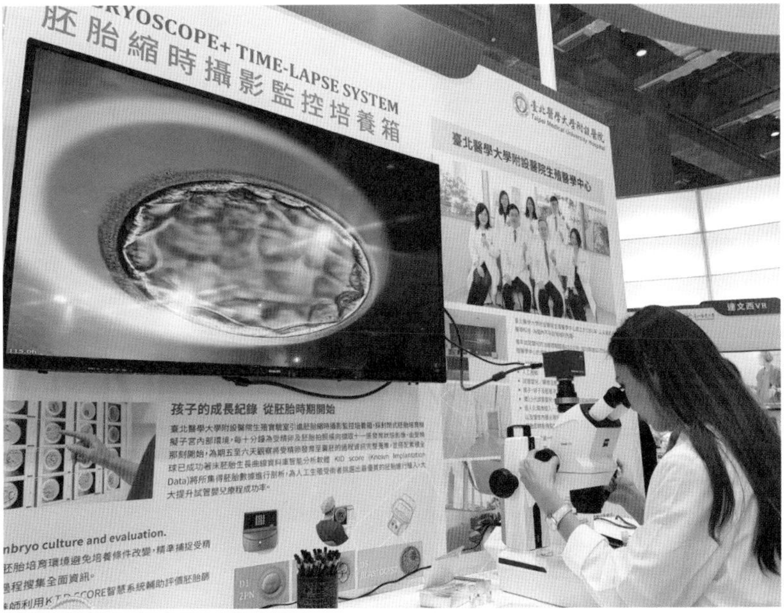


“生殖醫學結合 AI 技術，可提供胚胎穩定、不受打擾的環境，提升試管嬰兒療程成功率。”

度三項極細微的變化，挑選分數最高的胚胎植入，提升試管嬰兒療程成功率。

在這套系統設備之外，北醫附醫生殖醫學中心也引進多項科技輔助設備，譬如，「液態氮桶溫度偵測儀」採二十四小時全時偵測，智慧監控液態氮桶的即時狀態，發生任何問題時主動通知，讓珍貴的冷凍胚胎、卵子和精子保有最安全狀態，避免因設備故障造成難以挽回的憾事。

## 基因診斷能協助挑選健康胚胎

懷孕不易，為人父母自然希望孩子能夠無病無痛出生。可是，如果父母有遺傳疾病，就注定無法擁有健康的寶寶嗎？隨著人工生殖技術進步，這個問題的答案也逐漸有所變化。人稱「寶醫師」的陳啟煌，陪伴無數不孕夫婦走過求子路，從第一代體外受精的人工生殖技術開始，進展到如今結合人工智慧的三．五代試管技術，見證科技輔助人工生殖的大躍進。

陳啟煌回憶，前幾年，有位三十五歲的大陸籍女子遠道而來向他求助，「她一到診間就哭喊，說自己曾經懷有兩個孩子，到三、四個月大時產檢，卻都發現有

『軟骨毛髮發育不全症』的遺傳疾病，也就是俗稱的『侏儒症』，只好忍痛引產。」

經過檢查發現，這對夫婦雙方都帶有軟骨毛髮發育不全症的隱性基因，碰在一起，生下帶病孩子的機率也隨之提高；即便順產，這樣的孩子日後長不高也長不大，很容易在新生兒期間死亡。夫妻倆不遠千里到台灣求診，就是希望能生下健康的孩子，不要再一次心碎。

於是，陳啟煌為這對夫妻進行「胚胎著床前基因診斷」，挑選出染色體數量正常、不帶有家族性遺傳疾病的胚胎植入子宮，順利幫助女子產下正常孩子，中止遺傳悲劇。

對陳啟煌而言，藉由精準醫療提高懷孕率與活產率固然重要，但若能夠進一步協助求診者，生下健康的孩子，扭轉如同「詛咒」般的惡夢，才是更大的感動。那對夫妻的眼淚，從絕望到感謝，他永生難忘：「那是對行醫者最大的鼓勵。」

Q 02

## 檢驗子宮內膜異位症，有沒有更簡便的方式？

A

造成婦女懷孕不易的原因有很多，「子宮內膜異位症」便是其中之一，而最主要的原因在於子宮內膜異位症早期症狀並不明顯，部分患者甚至沒有任何症狀，往往等到因不孕求醫才發現，以致影響受孕。

子宮內膜異位症是常見的婦科疾病，臨床發現，每三至四位不孕女性中就有一位罹患子宮內膜異位症，但現行的子宮內膜異位症診斷標準需要經由侵入式腹腔鏡確診，讓許多婦女退避三舍，也因此難以早期發現、早期治療。

世界子宮內膜異位症大會調查報告顯示，即使在醫療水準先進的歐美已開發國家，子宮內膜異位症被延遲診斷的時間平均仍長達六至七年。也就是說，在子宮內膜異位症確診前，病灶可能早在患者體內發展數年。

## 痛經、慢性骨盆腔疼痛都是病癥之一

北醫大轉譯醫學博士學位學程教授、維致生醫執行長楊維中指出，子宮內膜異位症就是子宮內膜組織因不明原因跑出子宮，並附著在子宮腔以外的位置，這些異位的子宮內膜組織受到週期性女性荷爾蒙影響，刺激被附著的組織充血、發炎，甚至纖維增生、沾黏，造成各種病變及症狀，例如：長期附著在卵巢組織可能造成巧克力囊腫，跑到子宮肌肉層中則會形成子宮肌腺瘤。

子宮內膜異位症常見的臨床症狀，包括：痛經、月經失調、受孕能力下降、慢性骨盆腔疼痛等，這些症狀不會導致立即性生命危害，女性多半自行服用止痛藥或待經期過後疼痛自行緩解，因而忽略這可能是子宮內膜異位症的病癥。正因為容易被忽略，女性患者往往等到生活嚴重受到影響、求子不易或容易流產才就醫。

統計顯示，女性不孕症患者中，二分之一到三分之一患有子宮內膜異位症，在全球少子化影響下，這個疾病更受重視。不僅如此，子宮內膜異位症除了與不孕高度相關，另有二％至三％的子宮內膜異位症可能發展成為卵巢癌，顯見疾病早期診斷與治療對婦女健康的重要。

## 一毫升血液便能確診

目前子宮內膜異位症的臨床診斷方式，主要包括：抽血檢驗CA-125抗原濃度、超音波影像檢查，或是陰道內診等方式，但CA-125抗原濃度敏感性和特異性偏低，超音波與內診也有其局限性，最終確診仍以腹腔鏡檢查為主。

然而，腹腔鏡的檢查，病人必須在全身麻醉下，在肚皮切幾道小傷口，放入腹腔鏡系統與器械，針對骨盆腔內部巡視，好處是可以同時完成診斷與手術治療，移除沾黏內膜組織，但此種侵入性診斷方式令多數女性卻步。

看到身邊不少女性朋友深受子宮內膜異位症與不孕所苦，又因害怕而不敢就醫診斷，楊維中與北醫研究團隊合作，開發出體外診斷試劑，抽取一毫升患者血液來檢測是否帶有與子宮內膜異位症相關的生物標記，安全簡便又可早期發現。

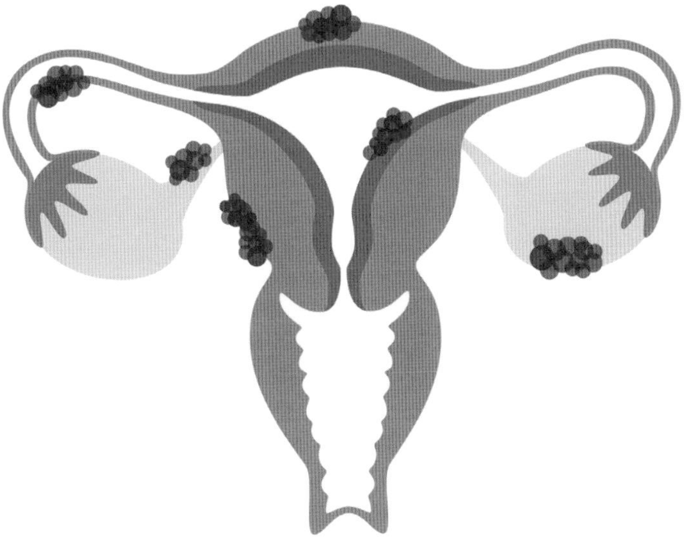

“子宮內膜異位症意指子宮內膜組織因不明原因跑出子宮，並附著在子宮腔以外的位置，進而造成各種病變及症狀。”

二〇〇二年開始，楊維中帶領的研究團隊啟動「子宮內膜異位症體外診斷試劑開發計畫」，陸續透過臨床研究、蒐集約千件案例，從上千種血液蛋白質中找出十多種「候選生物標記」，反覆進行臨床驗證的確效工作，終於圈選出與子宮內膜異位症高度相關的血清蛋白「isoAAT」，其濃度不隨著月經週期波動，與病症嚴重程度呈正相關，抽血即可檢查。

楊維中談到：「isoAAT的檢測精準度與腹腔鏡診斷標準相當，敏感度與特異性皆可達到九〇%以上，是子宮內膜異位症臨床診斷的重大突破，於二〇二〇年取得歐盟CE體外診斷醫療器材（In Vitro Diagnostic Device, IVD）認證，可正式銷售到歐盟地區。」

她進一步指出，「二〇一九年年底新冠肺炎疫情爆發前，維致生醫已與美國食品藥物管理局（U.S. Food and Drug Administration, FDA）討論，將進行子宮內膜異位症體外診斷試劑跨國臨床試驗，同時致力於通過台灣食藥署認證。」楊維中表示，目前子宮內膜異位症的治療藥物以荷爾蒙類藥物為主，子宮內膜異位症體外診斷試劑還可做為荷爾蒙治療效果評估工具，在治療前、後各做一次檢測，掌握療效。

不過，楊維中也提醒，子宮內膜異位症是需要經常檢查的婦科疾病，因為即便手術移除沾黏，一年內復發率高達二〇％至五五％，精準度高的抽血檢測必定成為主流，也會是擬定個人治療或懷孕計畫的重要輔助工具，因此，「常有經痛、想懷孕卻一直沒有消息的婦女，最好每半年至一年檢測一次。」

## 檢測也有「快篩」模式

楊維中回憶當年投入開發檢測試劑的初心，是希望解決女性困擾，改善健康、增加懷孕成功的機率，因此，未來這項檢測將朝「快篩」模式發展，檢查完便能立刻得知結果，醫師可以更快給出治療建議；以及若能有健保給付或國建署專案給付，則更能提升婦女生育權，改善台灣生育率降低的問題。

至於在醫藥費昂貴的歐美國家，楊維中希望私人保險能夠涵蓋，因為「方便檢測、價格親民、可快速得知結果，才能提高檢測的可近性與接受度」。如此一來，也才能為事業忙碌的上班族、備孕的夫妻，以及擔負照護一家老小重任的女性，提供安心且值得信賴的檢測模式與服務。

## Q03 有沒有更準確的方式可以檢測寶寶是否健康？

A

一對老夫妻帶著兒子、媳婦，四個人怯生生走進北醫大衍生新創公司吉蔚精準檢驗，諮詢有關遺傳疾病篩檢的檢測方式。老夫妻育有一子一女，兒子身體健康，但女兒罹患脊髓性肌肉萎縮症（Spinal Muscular Atrophy, SMA），重大疾病陰影始終籠罩全家，兒子婚後也遲遲不敢孕育下一代。

「還是希望有個孩子……」

「孩子生病會不會只是意外……」

「我們沒有做壞事，老天爺不會那麼殘忍吧……」

許多有遺傳性疾病孩子的家庭，心中難免有這些想法。於是，老夫妻全家決定，尋求精準醫學檢測協助。

接受「遺傳疾病帶因篩檢」後發現，兒子是SMA帶因者、媳婦未帶因，所孕育的下一代罹患SMA的機率極低，可以安心啟動懷孕計畫。

這對老夫妻從生下大女兒後一直深鎖的疑惑終於解開，原來他們各為SMA帶因者，大女兒從父母遺傳到SMA相關的SMN1基因缺失，導致罹患SMA。「不是被詛咒、也不是做壞事」，老夫妻埋藏心中幾十年的大石終於放下。

## 沒有病史也要做基因檢測

生育率會直接影響國家經濟，也是判斷人口健康與教育程度的關鍵要素，關乎優生保健的母嬰系列服務也受到全球許多先進國家重視。

「根據美國中情局公布的二〇二一年全球人口生育率預測報告指出，台灣在全球兩百二十七個國家中排名最低，十五歲至四十五歲的女性平均只生下一·〇七個孩子，」吉蔚總經理莊佳霖直言，在這種情況下，每個孩子更是珍貴，也更希望

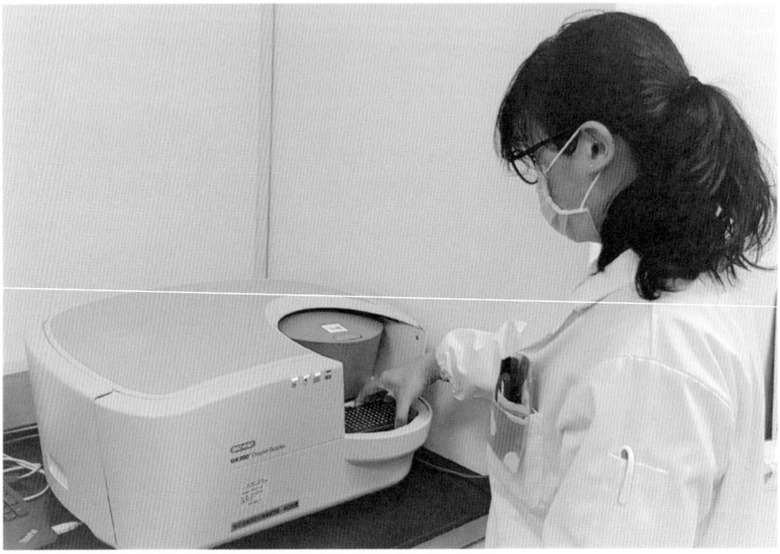

“所有考慮生育的婦女與伴侶均應進行遺傳疾病帶因檢測，掌握遺傳風險。”

確保每個孩子都是健康的。

然而，「每個人身上平均帶有二・八個致病性基因變異，可能導致遺傳性疾病，」莊佳霖指出，「美國婦產科醫師學會（American College of Obstetricians and Gynecologists, ACOG）明確建議，所有考慮生育的婦女與伴侶均應進行遺傳疾病帶因檢測，掌握遺傳風險。」

## 基因檢測可避免寶寶錯過早期治療黃金期

吉蔚產品經理李宣萱舉例，過去新生兒聽損通常得等到小孩學說話時，才會發現不對勁，尤其先天性聽損相當高比例是隱性遺傳，父母親可能聽力都正常，非常容易掉以輕心，因此錯過早期治療的黃金期；然而，只要能早期發現帶有遺傳性聽損基因並早期進行介入及輔助，寶寶有機會擁有足夠的聽力，降低對語言能力及其他學習能力的影響，這是基因檢測對於早期發現、早期治療的價值。

還有染色體異常疾病（例如：唐氏症），李宣萱談到，傳統做法是透過羊膜穿刺檢查發現，但得等到大約懷孕十六週後才能進行；現在，透過精準醫學檢驗常用的次世代定序（Next Generation Sequencing, NGS）檢驗技術，懷孕滿十週就可以抽血檢測母血中的胎兒游離ＤＮＡ，更加安全、更早發現，準確度至少可達到九九·五%，孕期時間上也來得及做羊膜穿刺染色體檢查加以確認，對準媽媽和胎兒都更加有保障。

有鑑於此，吉蔚推出母嬰系列檢測，涵蓋非侵入性胎兒染色體檢測、遺傳性聽損基因檢測、X染色體脆折症篩檢、脊髓性肌肉萎縮症篩檢、遺傳性代謝疾病基因及生化檢測、遺傳疾病帶因檢測，以及罕見疾病基因檢測等，也提醒父母，即使寶寶看似一切正常，基因檢測還是有備無患。

## 罕病檢測加快醫師診治速度

孩子出世，父母自然希望孩子能健康長大。然而，如果孩子出生後才發現他生病了，基因檢測還有用嗎？

李宣萱印象深刻的是，曾經有個孩子，從八個月大嬰兒期開始就經常感冒進出醫院，媽媽不勝其擾，感覺「好像永遠治不好」，不管吃什麼藥、多麼小心避免著涼，就是反覆出現感冒症狀，時間一久難免心力交瘁。

在小兒科醫師建議下，媽媽帶孩子接受基因檢測，發現是某個基因突變導致「肺部表面張力素缺乏」疾病，患者經常會呼吸困難、喘不過氣。找出問題後，醫師開始尋找解決方案，而對症治療後小孩呼吸順暢不少，疾病也穩定了下來。

孩子的媽媽倍感開心，經常拍照片跟醫療人員分享，謝謝他們的協助，「這種回饋也讓我們覺得溫暖，覺得自己和整個團隊都做了對的事，」李宣萱感動的說，「愈投入就愈發現，檢測不是只在實驗室裡產生的冰冷曲線、數據，而是充滿溫度，並且真實改變了許多人的人生。」

展望未來，吉蔚董事長簡承盈談到，為了幫助更多家庭，吉蔚罕見疾病系列檢測與全球最大遺傳變異資料庫機構 Centogene 合作，協助醫師更快找出可能致病的基因，對症下藥。Centogene 是國際權威的罕病檢測機構，遺傳變異資料庫可檢測台灣常見的罕見疾病，以及其他獨家收錄的獨特變異位點，總收錄量為公開資料庫的兩倍至三倍。

有了這項利器，「很多過去找不到原因、只能症狀治療的案例，有三、四成已透過吉蔚協助找出缺損基因，成為病友家庭的希望寄託，」莊佳霖欣慰的說。

# Q 04 新冠肺炎傳染性高，有什麼方法可以避免群聚感染？

A

新冠肺炎改變人類行為模式，為避免染疫，生活大小事處處都要謹慎注意，譬如，進出醫療院所與各大機構都需要進行體溫監測、實名制登錄、TOCC（Travel〔旅遊史〕、Occupation〔職業〕、Contact〔接觸史〕、Cluster〔群聚史〕）等查核把關工作；在抗疫第一線的醫護人員更是必須嚴格遵守「防護裝備」穿脫流程，避免因近距離接觸病患而不慎染疫。

然而，這些事情儘管必要，卻也在無形中為員工增加不少工作負擔，也提高了染疫的風險。在如今科技進步的時代，有沒有更安全、更聰明的方式做好防疫，還能避免群聚？

## 自動報到減少群聚

這天，陳小姐帶媽媽到北醫附醫看診，進入醫院後看見一台台機器整齊排開，上面寫著「零接觸智慧防疫自助機」（TOCC KIOSK），兩人忍不住好奇：那是什麼？

下一秒，就見到機器上大大的面板顯示著「請插入健保卡，或者掃描您的身分證」，陳小姐和媽媽依著指示插入健保卡，接著把臉對著指定的黃色框框，幾秒鐘時間就完成身分檢核和紅外線體溫檢測，並透過人臉辨識確認是否配戴口罩，同時也落實了訪客實名制管理，達到零接觸、確認檢核且快速通關的效果。

但在疫情初期，北醫附醫也曾兵荒馬亂。

北醫附醫院長邱仲峯說：「二〇二〇年疫情初始，為加強民眾旅遊史管控，實施出入口限縮管理，一個時間點僅開放三個入口進行門禁管控，單一時間點需要派駐十一位人力查核，對醫院造成很大的壓力，也接到各種抱怨。」

他提到：「為了查核每位民眾是否有旅遊史，除了同仁需要與民眾近距離接觸，還必須向民眾收取健保卡查核，增加接觸感染風險；而且，透過人工比對，不只員工容易疲累、讀卡耗時，還可能因人工查閱誤判，導致高風險個案進入院區；另一方面，要進入醫院的民眾也因為出入口阻塞而倍感困擾，不耐久候的病人更是抱怨連連，門禁管制人員承受許多壓力。」

疫情緊張，大家都願意配合防疫政策，但難免還是會壓力炸鍋。邱仲峯說：「還好，北醫附醫自二〇二〇年十二月一日開始導入零接觸智慧防疫自助機，結合健保署TOCC查核機制，民眾僅須插入健保卡，系統便會即時回傳民眾是否有旅遊史、接觸史及職別注記等資料，若查核異常便會自動警示，於是各出入口只需要派駐一個人力，同時間僅派駐三位人力，和疫情一開始派駐的大量人力相比，大幅減少七三%的人力需求，不只保護民眾，也保護第一線的同仁。」

## iTPass 有效減少進入醫院次數

疫情變化難料，有些民眾還是希望減少進入醫院的次數。對此，北醫附醫研發

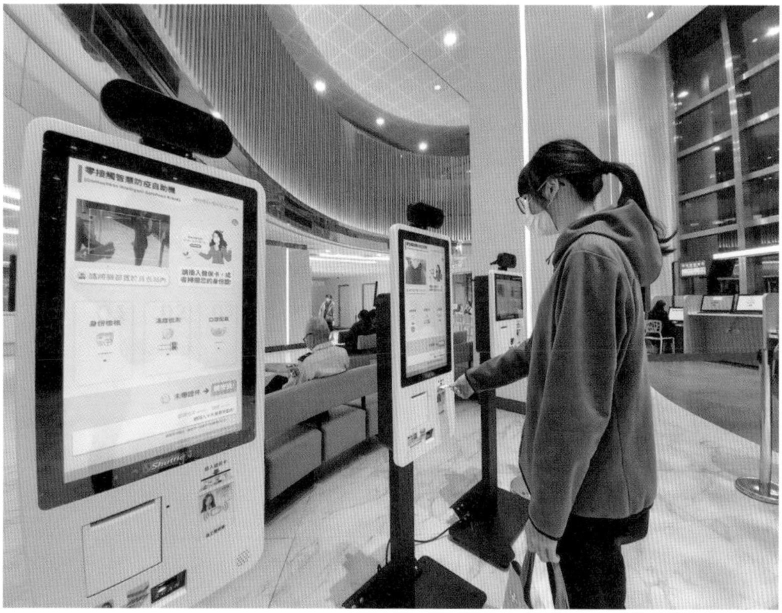


“零接觸智慧防疫自助機整合雲端數據等功能，縮短排隊等候時間，保護民眾與醫護避免群聚。”

了「iTPass APP」，民眾下載後，便可享有用藥與就醫提醒、慢性處方箋預約等服務，還可以看到個人健檢影像與報告等，減少進入醫院的次數。

「可是，這樣會不會有隱私問題？」對於民眾的憂心，邱仲峯表示，「iTPass APP利用區塊鏈加密系統並結合政府的健康存摺功能，是一個安全、隱私、即時與完整的個人病程查閱平台，完全可以放心使用。」

另外，「北醫附醫首創智慧藥品庫存管理系統，能精確掌握全院藥品流向及數量效期，」邱仲峯指出，這套系統與院內醫療資訊系統（Healthcare Information System, HIS）介接，可簡化藥品從採購、調劑、傳送到給藥等流程，提升給藥即時性和正確性，減少病人候藥時間，再搭配院方在各護理站新增設智慧藥櫃系統，「一藥一格」單獨存放，避免取藥錯誤，進一步提升安全與效率。

甚至，「即使防疫結束，這些設備也能夠轉型應用，」邱仲峯舉例，零接觸智慧防疫自助機的服務可轉型至其他自助報到應用，如：住院自助報到系統，讓病人免於排隊久候。

另外，醫院為因應大型疫苗施打場次所開發的「iPad行動服務應用系統」，可透過iPad插入民眾健保卡查詢病人TOCC、施打紀錄等資訊，也將延續功能，轉型至社區醫療服務作業，例如：癌症篩檢、健康講座、流感疫苗施打等。

邱仲峯說：「我們希望讓人人都有機會享受智慧醫療帶來的便利，這些北醫附醫行之有年的智慧醫療系統，在疫情期間幫上大忙，節省下來的人力有效投注於各項防疫工作，更加保障民眾就醫安全。」

## 減少醫病接觸，避免院內感染

除了為一般民眾打造安全的就醫環境，防疫最前線的醫護人員承擔的風險更高，更需要完善的防疫流程與設備輔助。根據統計，醫護人員每天平均進入病房接觸病人約十二次至十五次。進入病房後的工作流程，包括：量測生理數據、給藥、填寫護理紀錄等，病人呼叫或其他緊急狀況也必須隨時因應。

當輪值照顧疑似或確診病例，醫護人員每次進出隔離病房都必須遵守穿戴三級防護裝備的標準流程，包括：執行濕洗手、戴上第一層手套、穿連身式防護衣、穿上長筒鞋套、執行乾洗手、戴N95口罩、穿連身式防護衣帽、戴上第二層口罩、穿上防水圍裙、戴上防護面罩、檢視裝備穿戴整齊、執行乾洗手。

流程繁複但缺一不可，每穿脫一次大約要耗費十五分鐘至二十分鐘，輪值期間數小時全副武裝無法如廁，更是苦不堪言，何況還必須承受接觸疑似病例可能帶來的感染風險。

有鑑於此，北醫附醫結合產學團隊，共同開發「零接觸式防疫科技平台」，於二〇二〇年率先啟用，建構智慧行動隔離病房，醫護人員毋須進入病房，便可全自動量測病患生理數據、影像和檢驗結果，再自動彙整、判讀，若有異常則會在第一時間示警，醫、病雙方還可透過視訊系統互動，降低進出病房的感染風險。

後來，疫情迅速升溫，北醫附醫隔離病房的醫護人員透過這個平台，從原先每天平均進入病房接觸病人約十二次至十五次，降至每日三次至四次；量測及數據抄錄所花費的時間，從每次八．五分鐘降至一．六分鐘；防護衣支出成本則從每月三十一萬五千元縮減為八萬四千元。

## 零接觸防疫照護系統安全掌控病患狀況

醫護與患者接觸減少，會不會影響照護品質？北醫大董事陳瑞杰回顧，他在二

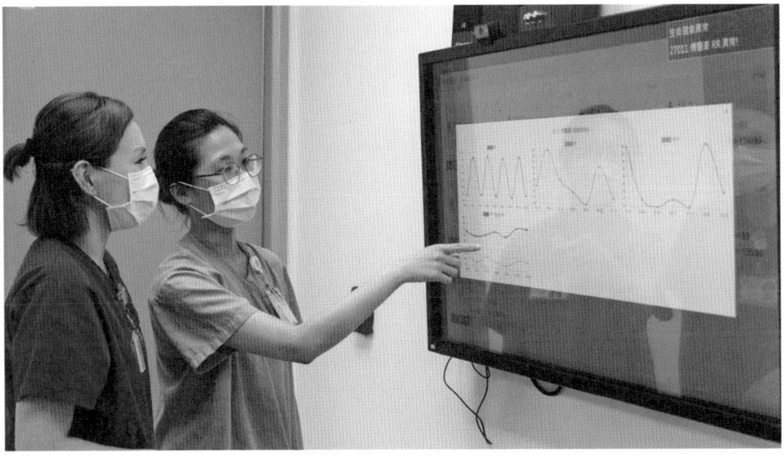

“在護理站電子白板設置「病人動態儀表板」，可自動彙整、判讀病人各項生理數據、檢驗報告及影像，有異常會立即警示。”

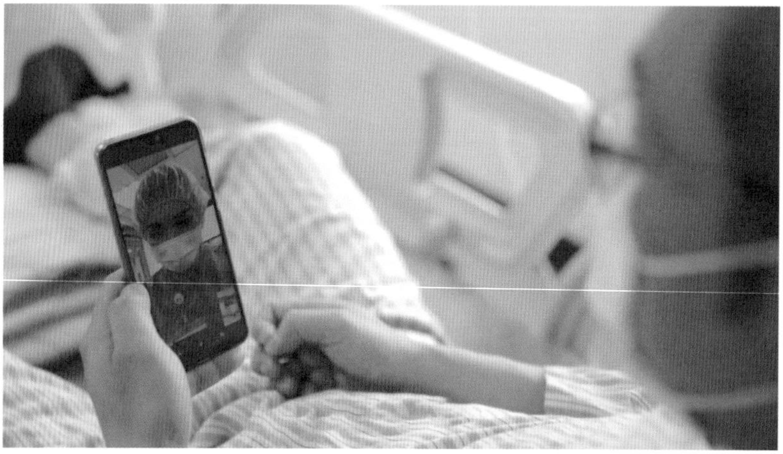

“透過科技的導入應用，可以無線、即時傳輸數據或進行遠距視訊，反而拉近醫護與病人間的距離。”

○二○年五月擔任北醫附醫院長時，研發團隊實地考察北醫附醫防疫病房作業狀況，決定於病房利用影像與紅外線偵測技術，內建ＡＩ演算法，可以鎖定病人，自動量測心律、呼吸和體溫等數據；同時，病人透過行動裝置掃描QR Code下載醫院ＡＰＰ，即可掌握自身生理數據、醫療紀錄及電子衛教資源。

另外，北醫附醫在護理站電子白板設置「病人動態儀表板」，自動彙整、判讀病人各項生理數據、檢驗報告及影像，一旦有異常立即警示，醫護團隊可運用「遠距視訊病歷共享」，啟動跨團隊多方視訊會議，共同討論後續治療計畫。

這項創舉，改變了傳統照護方式，打破時間與空間限制，確保患者醫療品質不受影響，也保障了醫護人員安全，後來還在二○二○年獲得第十七屆「國家新創獎」的「學研新創獎」。

之後，全台疫情在二○二一年五月迅速升溫至三級警戒，北醫附醫配合政策迅速擴建專責隔離防疫病房，提升收治疑似患者的量能，院長邱仲峯點出：「由於變種病毒的特性，這波疫情瞬息萬變，專責防疫病房的首要目標是能持續監測、即時掌握病情變化，使病人獲得最好的照護，同時保護第一線照護團隊，避免同仁染疫，降低院內感染的風險，相關科技防疫系統必須變得更『聰明』。」

有鑑於此，邱仲峯持續優化升級零接觸防疫科技平台，在二〇二一年建構了五十部移動式醫療車，進一步邁向「全方位零接觸防疫照護系統」。

透過病床旁的移動式醫療車搭配藍牙串聯，病人血氧、血壓及體溫等關鍵生理數值即時上傳，隨時啟動遠距會診照護；甚至，全方位零接觸防疫照護系統搭配圍籬感知器的使用，病人移動時若有異狀，便可立即掌握。

## 科技只是改變照護模式，溫暖不變

「什麼都讓機器來，醫療會變得冰冷嗎？」邱仲峯直言，確實不乏有患者或家屬如此擔心，但事實上，「病人雖然因疫情被隔離在病房內，但透過科技的導入應用，可以無線、即時傳輸數據或進行遠距視訊，反而拉近醫護與病人間的距離，可以說科技改變傳統醫療照護模式，但溫暖不變。」

他分享一個小故事：

有病人連續兩天在夜深人靜時心跳速率過快，護理師透過平台發現異常，啟動視訊監控發現，病人坐在床沿哭泣，且身體顫抖。前往關懷傾聽，得知病人的親屬在外院確診身故卻無法送別，因而感到自責悲痛……，北醫附醫立即會診各科醫師，給予身心關懷，幫助病人度過難關。

「科技系統對隔離病人不僅是生理數值監測，也是病情診治、病人與病家視訊說明的好幫手，更可透過視訊即時溝通啟動關懷，讓病人在第一時間能感受到臨床照護的溫暖，」邱仲峯說明。

隨著疫苗覆蓋率普及、藥物研發問世，疫情總有趨緩的一天，但零接觸式防疫科技平台的應用將會更廣泛。

譬如，陳瑞杰提出了「今日防疫、明日長照」的概念，意思是儘管新冠疫情帶來危機，但充滿轉機，其中之一就是加速「去中心化」的發展，看病這件事不再是以醫院為中心，而是以病人為中心，同樣的概念可以用在遠距長期照護上，打造零接觸遠距醫療互聯網照護。這樣的改變，指日可待。

Q 05

# 新冠肺炎核酸檢驗是否有更精準的檢驗方式？

A

有一句廣告詞說：「電腦也會選花生！」值此精準醫療發展風起雲湧之際，電腦不只會選花生，還會判讀X光片。

二〇二〇年新冠肺炎疫情爆發之初，病毒核酸檢驗法（RT-PCR）檢驗尚不普及，民眾等待檢驗結果相當費時，動輒要兩天以上，增加傳染風險。有鑑於此，北醫附醫與台灣人工智慧實驗室合作，開發並導入胸腔X光偵測系統，能在拍完X光片後十秒至二十秒內，揪出新冠肺炎疑似病例並發出警示。

「防疫要跑得比病毒快，才能克敵致勝，」向來重視科技應用的北醫大董事陳瑞杰談到，新冠肺炎爆發以來，台灣確診病例與國際相比並不多見，因此並非所有醫師都有診斷經驗，「如果病人沒有出現一些可以輔助判斷的症狀，很容易成為漏網之魚，形成防疫破口。」

而且，「等待ＰＣＲ檢驗不只耗時，也昂貴，」陳瑞杰說，假設有一千位疑似個案做ＰＣＲ篩檢，每位ＰＣＲ篩檢自費費用預估為四千元，總計將花費四百萬元，再加上等待檢測結果時間，影響病患治療的即時性，而ＡＩ有機會大幅補足ＰＣＲ篩檢缺口，優化既有流程，減少篩檢次數及醫療費用。

## 二十秒內判斷是否確診

「從臨床經驗看，一般肺炎多侵犯單側肺葉，新冠肺炎則在雙側肺部周邊會出現毛玻璃狀陰影，ＡＩ能夠協助快速偵測異常，」陳瑞杰說明，北醫附醫在二〇二〇年年中宣布啟用的「胸腔Ｘ光偵測系統」，開創全國各醫院風氣之先，與台灣人工智慧實驗室合作，把這套系統應用到醫院標準流程。

他補充談到，這套系統的雲端資料庫除了蒐集一百多位台灣的新冠肺炎患者Ｘ

## 流程比較

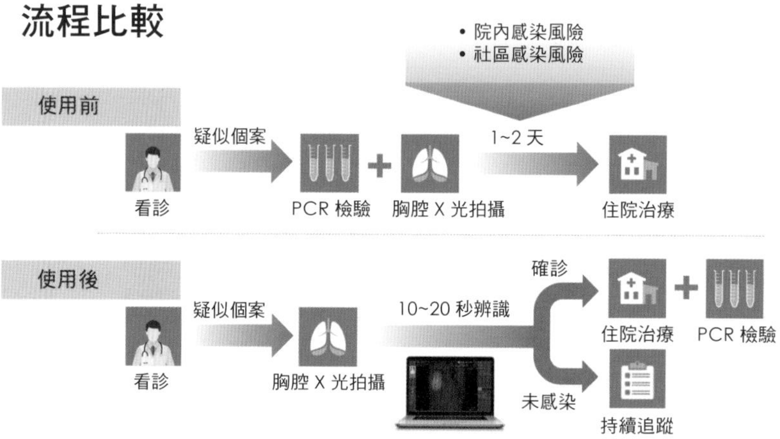


> 相較於傳統作業流程，胸腔 X 光偵測系統僅需要十秒至二十秒就可完成辨識，且準確率高達九成以上。

光資料，還有近兩萬個來自全球各國的確診影像資料，規模夠大，足以提供ＡＩ判斷學習。

當病患完成胸腔Ｘ光片拍攝，將影像上傳至胸腔Ｘ光偵測系統，僅需要十秒至二十秒就可完成辨識，即時顯示肺炎特徵位置及偵測肺部遭受感染的可信度數值，提供臨床醫師參考。

他舉例，二〇二〇年年底來台首演的莫斯科古典芭蕾舞團，有四位俄羅斯籍團員確診感染新冠肺炎，舞團在台期間演出全部取消，而當時有幾位團員被送至北醫附醫隔離治療，院方啟用胸腔Ｘ光偵測系統，在拍完Ｘ光片後，立刻偵測到並發出「已感染ＣＯＶＩＤ-19」的警示。

這套系統後來更推展到國際。疫情爆發之初，僅有約一百萬人口的非洲友邦史瓦帝尼，有超過百人確診，北醫接獲史國衛生部的支援請求，馬上組成防疫醫護專家團「Taiwan We Go Team」，前往當地展開為期一個月的防疫指導任務，具體做法便是帶著這套胸腔Ｘ光偵測系統到史國疫情專門醫院 Lubombo Referral Hospital 進行檢測。

「ＡＩ浪潮湧現，各行各業都在積極轉型升級，醫院要走在前頭，」陳瑞杰舉例，早年台灣的開刀房像菜市場一樣，手術器械、病歷都靠人力遞送，不只亂哄哄也容易出錯，尤其在大醫院，幾十間開刀房同時運作，更容易發生送錯病歷、開錯刀的醫療糾紛，所以當開刀房、醫院全面資訊化之後，經過一開始的適應期，「之後就『回不去了』。」

## AI可協助醫護更全面照護病人

可是，儘管如此，陳瑞杰強調：「或許有些行業的人力會被ＡＩ完全取代，但在醫療產業，ＡＩ不可能取代人力，只會是『有效率且不抱怨的好幫手』，我們可以把簡單或重複的事交給ＡＩ，珍貴的醫護人力要用在專業的照護服務上。」

譬如，醫護以前要手抄病歷、生理監測數值等資料，光做這些事就占了不少工時，現在這些繁瑣、勞力密集的工作都可以交給ＡＩ處理。

陳瑞杰說：「這樣醫護就有更多餘力去照顧病人、回答病人和家屬提問、討論病情、學習更進階的醫療技能，非但不必擔心被取代，反而能更樂在工作、自我提升，把事情做得更精進、完整，尤其ＡＩ系統還能夠提醒人類智慧疏漏之處，可以更全面照顧病人。」

甚至，陳瑞杰進一步表示，「未來在ＡＩ醫療之外，還有元宇宙（metaverse）的應用，讓醫療樣貌更多元。」他堅信，不斷創新突破，醫療品質及醫病關係都可以往更好的境界邁進。

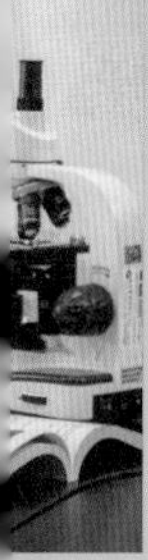

# 病

## 預防檢測

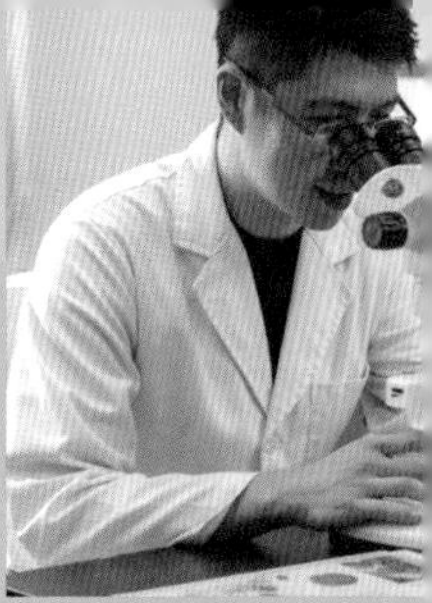

「早期發現」往往有助疾病治療，
透過精準檢測，
及早發現可能的致病因子，
才有機會預防疾病發生或惡化。

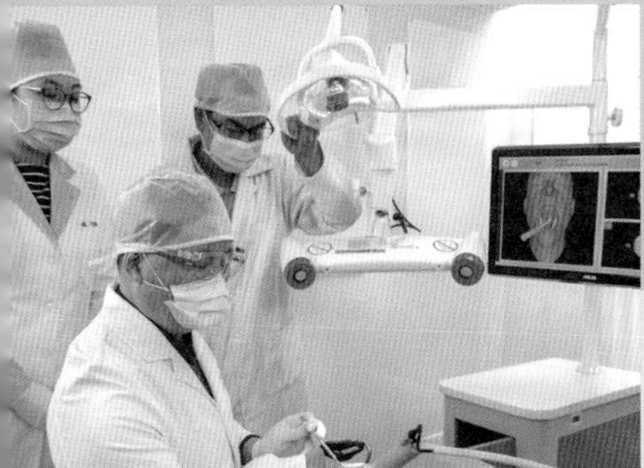

Q01

## 家族中多人有罹癌紀錄，我罹患癌症的機率是不是很高？

A

癌症高居國人十大死因首位，根據衛生福利部公布的資料顯示，每四分多鐘就有一位國人罹癌，癌症時鐘正在不停快轉。癌症影響國人健康甚巨，如何防治癌症，對民眾與醫界都是極為重要的課題。

### 有癌症基因不代表百分之百會罹癌

「有沒有辦法知道自己是不是癌症的高風險族群？」「聽說遺傳性癌症基因檢

測很厲害，我應該要去做嗎？」不少民眾聞癌色變，對於癌症預防也抱持著許多疑問。

提到癌症基因檢測，很多人會聯想到好萊塢女星安潔莉娜·裘莉。她的母親因乳癌去世，加上自身帶有BRCA1及BRCA2基因突變，罹癌機率較常人高出許多。為了避免罹癌，裘莉陸續切除了雙乳、卵巢及輸卵管。

她的做法，就是利用基因檢測找出自己帶有哪些癌症基因突變，並且採取預防性措施。

但，有癌症基因，就一定會罹癌？

人體基因中，約有四百個基因和癌症高度相關，當這些基因發生突變，就可能產生致癌風險。基因檢測的功用，是得知一個人的先天基因裡，是否帶有可能致癌的突變。

不過，「即使基因有突變，也不代表百分之百會罹癌，」吉蔚精準檢驗產品經理李宣萱說明，先天遺傳和後天生活習慣等，都可能影響癌症的發生，但各種癌症的先天及後天影響比例皆不相同。

她舉例談到，像是乳癌、大腸直腸癌、甲狀腺癌、胰臟癌、腎癌、卵巢癌、胃癌、子宮內膜癌、黑色素瘤及攝護腺癌等，目前已經陸續發現有較明確相關的先天遺傳基因，可考慮使用精準基因檢測，提前把關罹癌風險。

## 不同癌種也可能有共同的基因突變

「如果癌症會遺傳，為何家人罹患的癌症卻不一樣？」

家族中有多人罹癌，癌種卻是千奇百怪，民眾難免有此一問。事實上，有時癌種看似不相關，其實彼此之間有共同的基因突變。

李宣萱舉例，有一位三十多歲就罹患子宮內膜癌的女性，醫師懷疑可能跟遺傳因素有關，而檢測結果也顯示，她帶有先天易感性基因突變，並且除了患者本身，家族中也有其他人罹患胃癌和大腸癌。

於是，檢測結果除了提供醫師治療參考，也及時提醒患者及家人，除了子宮內膜癌，也別輕忽罹患消化系統癌症的風險。

「癌症基因檢測其實是預測風險的概念，提醒高風險族群應提高警覺，」李宣萱解釋，「藉由次世代定序分析，加上生物資訊學的演算及分子醫學的知識，就能評估一個人的罹癌風險。」

例如，遺傳性乳癌基因定序分析，除了檢測占乳癌成因一五%的BRCA1及BRCA2，還涵蓋其他經醫學研究證實具相關性的二十八個基因；針對國人癌症發生率第一名的大腸癌，也有遺傳性大腸癌基因定序分析。

此外，涵蓋乳癌、大腸直腸癌、甲狀腺癌、胰臟癌、腎癌、卵巢癌、胃癌、子宮內膜癌、黑色素瘤、攝護腺癌的「遺傳性癌症基因檢測」，則是一次檢測和這些癌症相關的七十個基因，達到更完整的防護。

## 生活習慣和居住環境也是罹癌因素之一

不過，罹癌風險高低，基因並非唯一因素。

「如果家族裡有多人罹癌，但檢測結果並沒有基因突變的跡象，此時就要回頭審視自己的生活習慣和居住環境等，是否具有致癌的危險，」李宣萱強調，「更重要的還是藉由健康管理，降低自己的罹癌風險。」

除了癌症基因檢測，「EVA Select體外腫瘤分身抗癌藥物檢測」也是癌症治療的重要進展。

## 不用以身試藥也能找到最佳療方

李宣萱表示，「腫瘤分身」是指抽取癌症患者二十毫升左右的血液，在體外培養癌細胞及進行藥物測試，找出最有效的治療方式，再回過頭使用在患者身上。透過體外腫瘤分身抗癌藥物檢測技術，患者不用再以身試藥，非但減少治療所帶來的風險，也能降低副作用。

對此，李宣萱舉例談到，曾有一位五十多歲的女性，她罹患骨肉瘤導致手部嚴重疼痛且無法舉起，已嚴重影響生活，治療也一直不見成效。

後來透過 EVA Select 體外腫瘤分身抗癌藥物檢測，從十種藥物中發現，那位患者對骨肉瘤第一線常用化療藥物及標靶藥物反應不佳，反而對另一款荷爾蒙藥物有不錯的反應。這款藥物並不是骨肉瘤常用藥物，所以醫師一般不會選擇該藥物做為常規治療。而在文獻中顯示，約有一〇％的骨肉瘤患者（皆為女性）對這項藥物有反應，醫師藉由檢測結果調整用藥，患者使用藥物後，獲得不錯的控制，也改善了生活品質。

和傳統治療方式相比，癌症精準檢測能獲得更多資訊，分析的面向也較廣，可以提供患者更符合個人需求的醫療照護。從癌症早期檢測、篩檢、診斷、治療及後續追蹤，都能利用精準醫療來提高成效，同時避免無效醫療及浪費。

Q 02

# AI能幫助早期發現癌症、早期治療？

A

AI正在改變全世界，包括醫療。隨著大數據的廣泛應用，不只能做到診斷及處方自動化，還能用來偵測早期疾病，達到「早覺醫療」（Earlier Medicine）的目標。而這樣的成果，也能應用在癌症治療上。

## 精準預測疾病變化，減少錯誤發生

「早覺醫療就是透過AI及大數據的演算，利用家族病史、個人病史、基因體、蛋白體、微生物體、居住環境、菸酒飲食、運動習慣、紓壓方式、生活型態等各種變數，篩檢出高風險族群，及早預測疾病發生，並給予對應的預防與治療，」北醫大科技學院教授李友專領導北醫大團隊及美國麻省理工學院研究員，在國際頂尖的醫學期刊《醫學網路研究期刊》（*Journal of Medical Internet Research, JMIR*）發表論文〈人工智慧如何讓醫療更加領先〉，提出了早覺醫療的概念。

早覺醫療分為三大階段：未生病前的「初級預防」、治療疾病的「次級預防」，以及疾病照護與復健的「第三級預防」。

無論哪個階段，重點都是要「及早」。

「如果我們能精準預測疾病的變化，掌握的變數愈多，就愈能知道下一步該怎麼做，減少不必要的嘗試及錯誤，」李友專舉例指出，透過ＡＩ，可將糖尿病患者劃分為多個不同等級，針對最低的第一級，重點放在加強飲食控制，並使用低劑量藥物治療，但是愈高的級數，則患者應愈早開始施打胰島素，增強血糖控制，避免引起併發症。

目前已有一些篩檢方式可以提早揪出某些癌症，例如：乳癌可以藉由乳房攝影發現、肺癌能利用低劑量電腦斷層掃描、大腸癌則是採用糞便潛血檢查或大腸鏡等。不過，李友專指出，「這些篩檢工具對患者實際幫助不大。」

## AI數位快篩準確率逾九成

所謂幫助不大，是指一般的篩檢。癌症種類繁多，且久久才做一次健檢，未必能夠及時發現病灶，無法保障生活品質，更難降低死亡率；相較於此，早覺醫療利用AI進行癌症數位快篩，不但價格便宜，也能密集篩檢；若結果顯示為某種癌症的高風險族群，再進行精密檢查，不但更安全有效，也不會浪費醫療成本。

李友專解釋，透過AI，可以掌握即時、精準及個人化的資訊，並且運用大數據來分析個人健康型態。目前北醫大正在開發的早覺醫療模型，集結了表現體、基因體、曝露體、行為資料、微生物體這五大要素，約兩百萬個變數，可以精準預測風險、預防疾病。

他進一步說明，表現體是指病史、病歷等已經表現出來的資訊；基因體包括了人類三萬個基因；曝露體則是包含人類所能接觸到的各種環境因子，例如：空氣、溫度、濕度、PM2.5等；而運動、抽菸、喝酒、飲食等個人行為，則屬於行為體；此外，人類身上住了無數的微生物體，也會對健康產生不同的作用，例如：腸內菌和失智症、巴金森氏症等可能都有所關聯，口腔內的細菌對感冒及糖尿病等都可能產生影響。

李友專指出，若能將個人過去的資料及變數建構成ＡＩ模型，就能精準預測接下來一年罹癌的機率，「準確率超過九成。」

## 在家也能自行檢測

ＡＩ健康檢測工具不只能輔助專科醫師，一般人也能使用於醫療保健。

李友專以自己開發的痣能達人ＡＰＰ為例指出，只要拍下自己身上的痣，並且上傳到ＡＰＰ，經過ＡＩ分析，馬上就能知道這顆痣的異常風險有多高，以及是否需要就醫，做進一步檢查與處理。

「當ＡＩ能分擔更多工作，醫護人員就不再血汗，」李友專表示，醫師治病靠的不只是智慧，人性的關懷也很重要，而有了ＡＩ協助，醫護人員將有更多時間關心病患，許多研究也指出，緊密的醫病關係才是讓治療更有成效的重要因素。

Q 03

## 愈來愈多女性朋友罹患乳癌，除了乳房攝影，還有其他有效的檢測方式嗎？

A

乳癌是全球女性發生率第一名的癌症，和歐美國家好發於五十五歲至六十五歲相比，台灣女性罹患乳癌的高峰落在四十五歲至五十四歲之間，比西方國家早好幾年。

台灣乳癌篩檢的方式以乳房X光攝影為主，疼痛感明顯，很多女性因此心生恐懼而卻步，導致篩檢率偏低。根據二〇二一年國民健康署最新統計結果顯示，四十五歲至五十四歲乳癌篩檢率僅占該年齡層人數三八%。

國健署的「國民健康訪問調查」顯示，台灣女性因為「不想痛」、「不需要」

或「不方便」，對乳癌X光攝影篩檢興趣缺缺。但北醫大生藥學研究所副教授林若凱提醒，乳癌必須早期發現、早期治療，才能達到最好的治療效果，且從預防醫學的角度而言，早期檢測也是最經濟的方式，耗費的社會成本也最少。

不過，林若凱坦言：「乳房X光攝影判讀東方女性之乳房組織較有困難。」究其緣由，主要是因為東方女性乳房組織較緻密，必須透過技術熟練的操作員以最適角度攝影，加上放射科醫師憑藉經驗判讀檢查結果是否有異，才能有效從影像學檢查找出病灶。

## 傳統病理化驗快速安全，卻常令人不適

當乳房發現腫瘤或不明組織時，則必須抽取組織來進行病理化驗。乳房穿刺使用細針抽吸或粗針切片，因為快速、安全，是目前普遍採用的方式，「但過程中需要麻醉，是屬於侵入性的檢查，」林若凱提醒。此外，為了提高準確度，每顆腫瘤可能不只切片一次，而有些女性乳房有多顆腫瘤，較難逐一穿刺。

「即使有麻醉，還是很不舒服，」林若凱分享自己罹患乳腺炎，進行乳房穿刺

的經驗。再加上，根據臨床報告，大約七成以上受檢者結果為良性，民眾難免感覺「等於白白挨了好幾針」。

## 透過血液檢驗DNA，也能了解腫瘤性質

當惡性腫瘤增生時，癌細胞會將其DNA釋放至血液中，因此，透過抽血（血漿檢體）檢驗DNA甲基化的程度，也可以了解腫瘤性質。

甲基的化學式是$CH_3$，是由一個碳原子和三個氫原子組成，「DNA甲基化也屬於染色體的一部分，」林若凱解釋，染色體受後天環境、飲食或生活習慣等影響，會產生許多甲基化修飾，在DNA上留下修飾標記。

她進一步說明：「大部分DNA甲基化修飾在周邊染色體上，可以穩定及保護染色體結構，但若發生在抑癌基因的啟動子周邊，就會抑制抑癌基因表現，提高罹癌風險。不過，惡性腫瘤DNA甲基化通常在罹癌初期就會出現，藉由抽血檢測，甚至可揪出零期乳癌。」

歷經七年多的研究，林若凱及團隊成員以台灣個案臨床檢體驗證，再加上美國

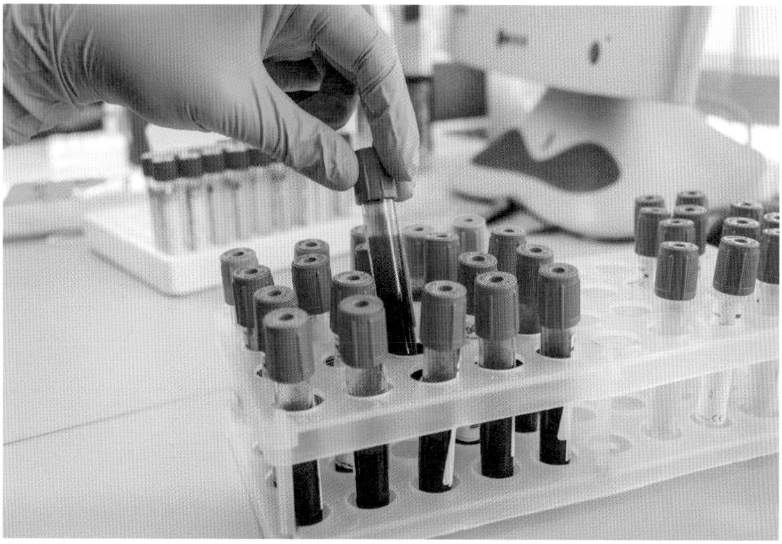

“當惡性腫瘤增生時，癌細胞會將其釋放至血液中，因此，透過抽血檢驗甲基化的程度，便能了解腫瘤性質，甚至可揪出零期乳癌。”

癌症基因體圖譜計畫（The Cancer Genome Atlas, TCGA）資料庫分析，從四十五萬個甲基化位點中，找到一百六十個異常基因，歷經層層篩選驗證，挑選出三個候選基因。經過三百多位乳癌患者驗證，證實敏感度已達九二．三%，專一性也達九一．七%。

## 抽血檢驗搭配影像學檢查，讓乳癌檢測更精準

「如果血液檢查效果這麼好，可以不要再做乳房X光，只要抽血檢驗就好嗎？」不少婦女對乳房X光攝影心生恐懼，希望找到替代方案。然而，林若凱認為，「還是以抽血檢驗搭配影像學檢查比較好。」

她建議，先抽血檢驗DNA甲基化的情況，評估是否罹患乳癌，若檢測結果為陽性，再進一步搭配影像學來進行腫瘤定位、確診，「像是超音波檢查結果中的BI-RADS 3及BI-RADS 4a，若輔以抽血結果一起判斷，準確率可由五五%，大幅提升至九一%。」

血液檢測乳癌的敏感度非常高，有時檢測結果為陽性，影像學卻未必觀察得到

病灶，但並不表示兩者可互相取代。林若凱表示，ＤＮＡ甲基化是一種警訊，提醒受試者屬於乳癌高風險族群，應重新檢視自己的生活。

「和基因突變不同，甲基化並沒有破壞原本的基因，因此是可逆的，」她強調，「ＤＮＡ甲基化檢測異常的受試者，可以從環境、飲食及生活習慣下手，調整回健康的生活狀態。」至於已經罹患乳癌的患者，血液檢測也可用來判斷癌細胞是否清除乾淨，追蹤治療後的效果。

林若凱指出，抽血檢驗搭配影像學檢查，讓乳癌檢測更精準，且因為具備簡便、低侵入性、可快速分析結果等特性，在應用上的潛力令人期待，「更重要的是，若能有一種讓女性接受度更高、願意主動進行乳癌篩檢的方式，就可以協助及早發現乳癌，避免發生更多遺憾。」

Q04

# 阿姨停經後有不正常出血，她擔心是子宮內膜癌，有低侵入性的檢測方法嗎？

A

因為「六分鐘護一生」的宣導，台灣女性對子宮頸癌幾乎是耳熟能詳，對子宮內膜癌卻相對陌生；近年來，醫界不斷推動各種癌症防治，多數婦癌發生率皆逐漸下降，但仍有些人甚至誤以為子宮內膜癌就是子宮頸癌，導致子宮內膜癌罹患人數仍持續攀升，從二〇〇七年的一千一百六十五例到二〇一六年的兩千三百四十一例，十年間成長一倍，高居婦科三大癌症（子宮內膜癌、子宮頸癌及卵巢癌）之首。

然而，為何會罹患子宮內膜癌？

子宮內膜癌的病因大約七、八成和女性荷爾蒙有關，因此肥胖、未生育或晚生育等，都會增加罹患子宮內膜癌的風險；此外，現代人因壓力或情緒變化較大，也可能造成只有月經卻未排卵的狀況，若長期受到女性荷爾蒙刺激，又缺乏黃體素保護，可能增加致癌的危險性；再加上，如塑化劑等環境荷爾蒙，亦可能對身體產生類似女性荷爾蒙的作用，也是影響因子之一。

在台灣，子宮內膜癌的高風險族群大約從四十歲開始，五十二歲左右達到最高峰。和乳癌一樣，年齡段都比西方國家早了十年，但目前還不知道為何會有這種現象。

## 不正常出血是典型症狀

不正常出血，是子宮內膜癌最典型的症狀。若能在一發現時便就醫檢查，六到七成左右的患者可在第一、二期確診，但女性每個月有月經來潮，不少婦女輕忽了「出血」這件事，導致延遲就醫。

造成陰道異常出血的原因很多，雙和醫院婦產科醫師賴鴻政指出，婦產科門診中約有三分之一患者是因不正常出血而就醫。醫師通常會先以陰道超音波來檢測子宮內膜厚度，不過，對於尚有月經的女性而言，內膜厚度本來就會隨著生理週期而改變，因此準確性不高。

目前臨床上並沒有簡易的子宮內膜癌診斷工具，必須透過侵入性檢查來判斷婦女是否罹患子宮內膜癌。換言之，子宮內膜癌大多還是必須透過病理檢查，以子宮內膜搔刮術或子宮內膜切片來確診。

然而，許多女性忍痛接受內膜採樣手術，檢驗結果大多為良性，等於白白受罪，且侵入性檢測方式易造成婦女身心不適，甚至引起出血、感染等風險。

由於沒有理想的檢測方式，造成子宮內膜癌篩檢率偏低，也往往因此延誤診斷。「延遲診斷及治療，是子宮內膜癌死亡率攀升的原因，」賴鴻政提醒，子宮內膜癌一、二期的預後都相當不錯，但進入第三期以後，治療效果普遍不佳，因此早期診斷非常重要。

為此，也有病理科醫師研究，能否在做子宮頸抹片的同時檢測子宮內膜癌，提高婦女篩檢的意願。對此，賴鴻政表示，相較於子宮頸癌，子宮內膜癌的癌細胞躲在深處，較難取樣。雖然也可能掉下來，在子宮頸抹片檢查時一起檢測到，但準確度只有三〇%左右。

## 甲基化基因檢測可提高準確率

「如果做子宮頸抹片也同時檢測子宮內膜癌是可行的，準確率可以再提高嗎？」民眾難免還是懷抱希望提問，希望可以避免侵入性檢測。

賴鴻政解釋，輸卵管、子宮裡的物質都會往下流至子宮頸，因此只要找到敏感度高，並且能夠區分的生物標記，就能利用子宮頸取樣來檢測子宮內膜癌。

事實上，美國醫學專家曾透過在子宮頸找到基因突變的方式，揪出子宮內膜癌，而賴鴻政所領軍的酷氏基因，這家由北醫團隊所組成的生物開發公司，則是以檢測多個甲基化基因的方式找出子宮內膜癌，正式讓子宮內膜癌檢測邁向新型的分子診斷技術。

「當基因受到年齡、飲食及環境等因素影響，就會留下甲基化的痕跡，而甲基化的機率比基因突變還高出許多，既然基因突變都能偵測，甲基化自然也能。」

「DNA來自父母，除非發生突變，否則不會改變，」賴鴻政表示，甲基化

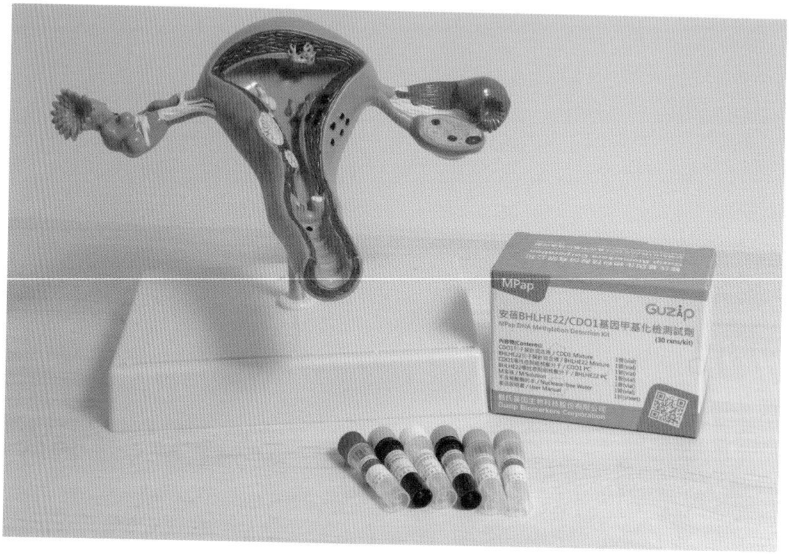


“以試劑檢測子宮內膜癌，降低侵入性，可望增加檢測意願，及早發現、及早治療。”

基因就是先天ＤＮＡ序列受到後天因素影響，例如：情緒、壓力、飲食及生活習慣等，在基因上留下標記，逐漸累積後便會改變遺傳表現。甲基化會讓序列正常的基因失去原有功能，近年來也有很多研究指出，甲基化和癌症、疾病及老化皆有關聯。

賴鴻政表示，精準醫療主要是檢測出ＤＮＡ序列上的差別，甲基化基因則是序列上沒有變異，但ＤＮＡ修飾卻有所差異，癌症雖然與基因變異有關，但環境是造就癌症生成的更大因素，也因此甲基化基因檢測會比精準醫療的基因檢測更準確。

ＤＮＡ甲基化是生物普遍存在的現象，正常細胞跟癌細胞之間，也會出現很多甲基化的情況。也因此，酷氏基因團隊花了三年多時間，比對每個患者ＤＮＡ上的八十多萬個點，才找出正常細胞跟癌細胞之間的差異。

目前酷氏基因的子宮內膜癌檢測試劑已走完「發現」、「確認」、「驗證」等科學證據流程，順利通過衛福部食藥署創新醫材審查，更取得台灣、日本、俄羅斯、韓國及南非等多國專利，期望能嘉惠更多女性。

# Q 05 媽媽曾因心血管疾病緊急送醫，有什麼辦法能預防類似事情發生？

A

近年來，許多名人因心血管疾病發作猝死，包括：高以翔、黃鴻升、龍劭華……，令人擔心是否也會發生在自己身上；尤其，心因性猝死往往來勢洶洶，常造成立即的生命威脅，究竟有沒有辦法能夠預防呢？

## 年輕人猝死，可能是心律不整惹的禍

心血管疾病是除了癌症之外，國人的第二大死因，而且有逐漸年輕化的趨勢。

心血管系統出現問題時，可能有胸悶、胸痛、心絞痛或心悸等症狀，但尚有許多病人在發病前沒有明顯症狀，造成診治上的困難。至於年輕人猝死事件頻傳，致命原因很可能是心律不整，但許多人直到發病前，都不知道自己有心律不整的狀況。

雙和醫院心臟內科病房主任邱淳志表示，突發性的心律不整，出現時間無法預測，經常受測者到醫院檢查時，心電圖沒有任何異常。為了診斷隨時可能發生的變化，可能會接受二十四小時攜帶式心電圖或連續七天到十四天的心電圖偵測，才能記錄及評估患者的不適症狀是否和心律不整有關。

不過，他也提到，採用攜帶式心電圖的患者可能會感覺有諸多不便，譬如，因為必須將如同隨身聽大小的裝置背在身上，而且需要在胸前貼上心電圖貼片並接上導線，洗澡時可能要改用擦澡的方式。

## 及早發現便能掌握治療的黃金時間

「心因性猝死難道真的避無可避？」曾有民眾提出這類疑問，對此，邱淳志直言，「某些心因性猝死發生前會有一些徵兆，只是一般狀況下，人們不會隨時偵測自己的生理數值，無從得知身體的狀況已經亮起紅燈。然而，很多患者在發生心因性猝死之前，心律不整的頻率及次數都會增加，若能及早偵測並且就醫，就可能阻止一場悲劇的發生。」

邱淳志進一步指出，譬如，若心跳出現停拍、停格的狀況時，有可能是產生了心室早期收縮這種有危險性的心律不整，影響心臟功能，讓心臟無法順利將血液打出去，嚴重時可能導致休克或致死。冠狀動脈疾病或心肌梗塞都可能產生心室早期收縮，若能及早發現自己心律不整，就能掌握治療的黃金時間。

許多長者都是心血管疾病的高危險族群，更應注意心臟是否發生突發狀況。不過，現代人的生活型態造成不少老人家獨居，若平時沒有家人同住照顧，風險也會跟著提高不少。此外，失智症或中風等疾病患者，無法用言語或動作表達自己身體不適，萬一出現心肌梗塞及其他心臟問題時，可能無法及時就醫，因而引發憾事。

自從智慧型手錶 Apple Watch 開放心電圖功能，許多人都對它寄予厚望，希望能藉此隨時記錄自己的心律變化。其實，早在 Apple Watch 之前，北醫大和麗臺科技就已經開始產學合作，共同研發出醫療級心臟監測手錶穿戴裝置，結合ＡＩ運算技術，每半小時主動偵測是否有不規律的風險指標，能有效輔助心臟衰竭的治

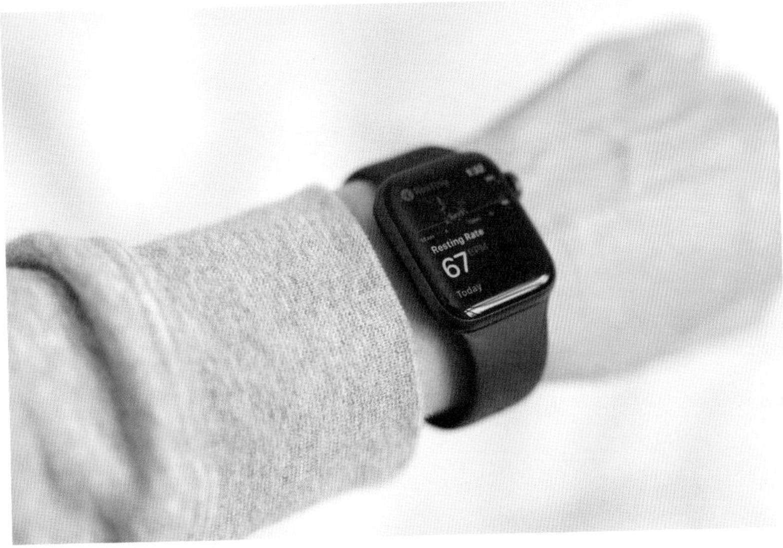


“AI 穿戴裝置讓患者能隨時記錄自己的心律變化，避免耽誤就醫及治療的黃金時間。”

療，並取得衛福部心電圖量測認證，還獲得二〇二一年「國家新創獎」的肯定。

## AI穿戴裝置可更有效監測病患心臟狀況

邱淳志強調，研發穿戴式心電圖裝置，目的是為了讓患者三百六十五天都可隨時偵測心律變化，並且找出心房顫動、致命性心律不整或心室早期收縮的潛在患者，減少心因性猝死的危險。

他以其中一種心臟監測手錶穿戴裝置為例指出，使用者可以隨時量測並記錄當下的心臟狀態，同時將資訊同步上傳至雲端健康管理平台，醫護人員、個案管理師、患者及家屬都能隨時上網查看心電圖與分析資訊，例如：心跳過慢、過快或不規律等。若上傳的數值出現異常，裝置還會主動傳訊息至使用者的手機，提醒須多加留意，安卓（Android）或iOS系統都適用。此外，還有測量血壓、步數紀錄、疲勞指數、心跳變異律及睡眠分析報告等功能，幫使用者掌握身體密碼，維持健康生活。

邱淳志談到，有位女性患者因心臟冠狀動脈血管三條阻塞嚴重，裝了支架治療，屬於高風險病人，所以在醫師建議下，開始使用心臟監測手錶穿戴裝置。

沒想到，從她的日常監測數據中，果真發現心室早期收縮發生頻率增加，裝置於是自動傳訊至雲端平台；醫療人員接獲訊息後，請她提早回診，並且幫她調整心律不整藥物。之後，同樣透過雲端監測，確認患者心律不整及不適症狀都有所改善，幫她避免了因為心律不整而再次住院，提升了醫療品質和病人安全。

新冠疫情降低了民眾到醫院的意願，當身體出現不適時，很多人寧願先忍耐，卻不知可能造成生命危險。邱淳志提醒，根據台灣心肌梗塞學會統計，二〇二〇年心肌梗塞患者和去年同期比較，平均約晚了四十分鐘至五十分鐘才到醫院求診，但心肌梗塞病人每晚半個小時就醫，死亡率就會提升七．五%，如果能使用心臟監測手錶穿戴裝置這類的穿戴裝置輔助，並配合定期門診諮詢，就有機會早期預警，提升患者安全，改善疾病預後。

Q06

## 聽說敗血症是重症患者的致命疾病，該怎麼預防？

A

敗血症是臨床上常見的感染症，也被稱為「加護病房的頭號殺手」，經常在不知不覺中危害患者性命。根據統計，敗血症死亡率可達三〇%左右，若是嚴重敗血症還可能高至五〇%，萬一惡化至敗血性休克，死亡率更可能超過八〇%。

北醫附醫急診醫學科主任趙君傑談到，敗血症是人體受病菌感染後，產生一連串全身性的發炎反應，包括：發燒、寒顫、心跳及呼吸加速等，「對患者來說，如同是一個『寧靜殺手』。」

趙君傑指出，醫師最害怕沒有前期表現的疾病，例如，中風一開始會出現單側肢體無力、大舌頭等症狀，心肌梗塞患者會因胸痛、暈倒而被發現，但很多敗血症患者初期只會出現精神變差等狀況。因為病人原本就容易有體力虛弱及精神差等問題，醫護人員未必會直接聯想到是敗血症引起的現象。

## 心跳變快、呼吸不順暢都應提高警覺

「年紀較大、免疫力較弱的患者，體內白血球數目不足，即使因感染造成敗血症，也不一定會出現發燒等臨床症狀，因此很容易被忽略而延誤治療，等到察覺時，患者可能已經有多處身體器官受損，甚至開始衰竭，造成嚴重後遺症，想要搶救已經不是那麼容易了，」趙君傑語重心長的說。

不過，早在二〇〇三年，國際間已有敗血症的治療指南出現，之後每三年至五年，也會召開共識會議，探討如何早期發現敗血症患者及治療方式等事宜。

為了避免延誤治療，目前敗血症的納入條件愈來愈寬廣，患者只要出現心跳變快、體溫變高、意識不佳、呼吸不順暢、循環狀況變差等現象，都應提高警覺，

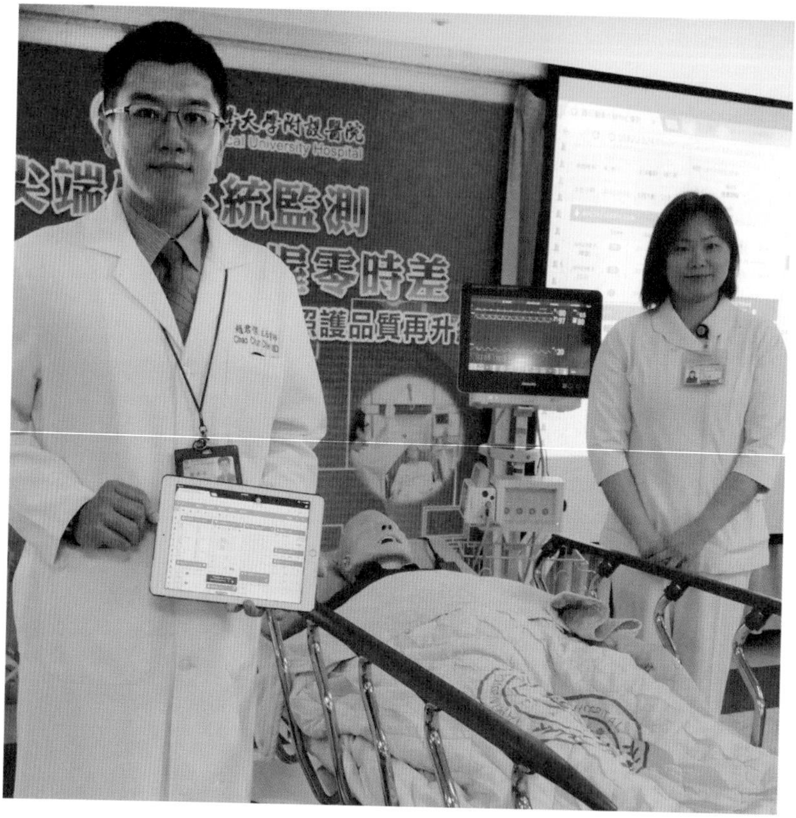


“隨著科技進步，加護病房的醫護人員可利用遠距設備，自動監測以及時掌握病人各項生理數據。”

因為可能是敗血症的早期表現。

至於敗血症的常規治療，則是根據血液及檢體的細菌培養結果，找出造成感染的原因，並且給予適當的抗生素。同時，患者需要在加護病房持續進行體溫、心率、呼吸頻率及血壓等生命徵象監測。

然而，「血液培養往往要花好幾天的時間，很多時候病人已經去世了，報告才出來，」趙君傑忍不住感慨。

## AI系統能提早預測病程變化

相較於人類的主觀判斷，AI系統能綜合統整相關數據，例如：血壓、呼吸次數、體溫、白血球等生命徵象，經過客觀評估，提早預判敗血症出現的可能。

此外，AI也可以同步處理多位患者，若其中一位出現異常狀況，就會即時發出警訊，不會因人手不足而錯失最佳治療時機；甚至，AI還能根據各項生理數值，協助判斷患者是否能早日脫離呼吸器或免去插管之苦。

事實上，為了能夠及早發現患者的病程變化，跨團隊整合、以病人為中心的照護相當重要。如果患者從急診室轉入加護病房，一直到出院為止的所有生命徵象、數值及影像學檢查等，都記錄在同一個資訊系統裡，醫護人員便不再需要跨系統查詢，且患者病歷都以固定架構建置，除了避免資訊錯誤或疏漏，也有助於醫療人員快速查找患者的資訊。

有鑑於此，北醫附醫自行研發了「TED-ICU遠距人工智慧重症照護平台」，讓加護病房的醫護人員可利用遠距設備，自動監測以及時掌握病人各項生理數據；此外，北醫附醫也與台灣人工智慧實驗室跨界合作，利用遠距人工智慧重症照護平台的大數據分析與AI演算法模型，提早預測患者將來的病況。

## 遠距人工智慧重症照護平台可減少錯誤、提升效率

加護病房收治的對象，多半是需要特殊照護的患者，他們往往生命徵象不穩定，隨時可能發生心律不整、需要電極支援，或是身上有特殊管路，例如：因呼吸衰竭而需要使用氣管內管插管來維持有效呼吸……，也就是病情可能出現急劇變化，需要密切觀察的患者。

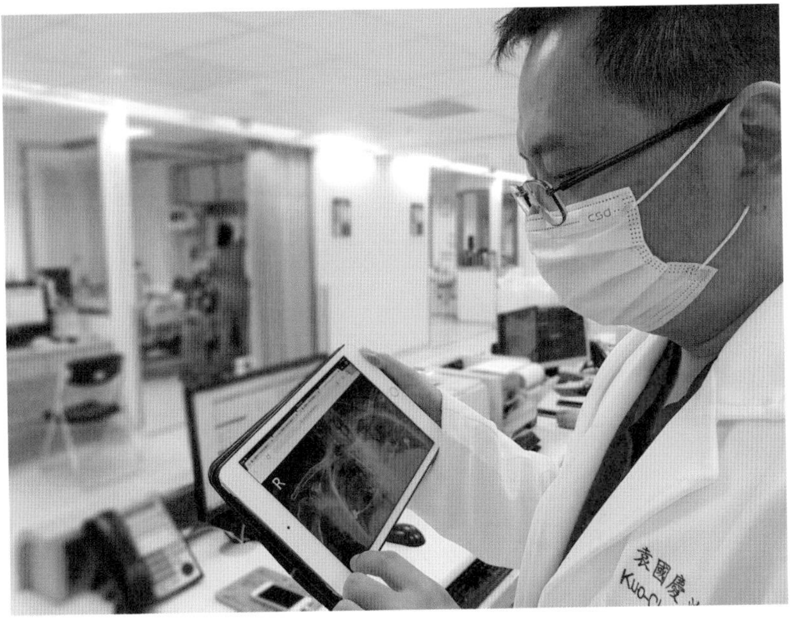

“遠距人工智慧重症照護平台記錄了患者的所有資訊，而且是跨科別、跨系統，每個月為醫護人員減少近八百個小時的抄寫時間。”

為了因應病患特殊需求，加護病房醫護人員的配置及照護設備，和普通病房完全不同。

舉例來說，加護病房護理人員與床位數比例，原則上以一對二為主，針對情況較嚴重的病患，也可能調整為一對一的照護模式，而一個普通病房的護理人員，可能必須照護七床至十五床病人。

正因如此，遠距人工智慧重症照護平台的出現，減少了加護病房中人為錯誤的機率，也讓醫護人員的工作更有效率。

## AI能幫助提升醫療照護品質

趙君傑指出，「遠距人工智慧重症照護平台記錄了患者的所有資訊，而且是跨科別、跨系統，每個月為醫護人員減少近八百個小時的抄寫時間，且為了避免交班失誤，電腦還會依據患者病情嚴重程度，以紅、黃、綠等顏色區分，輪班的醫護人員打開電腦，很快就能得知哪些病人需要特別留意。」

更重要的是，「遠距人工智慧重症照護平台除了可以算出患者住加護病房的天數、出現敗血症的機率，也能預測患者的死亡率，」趙君傑指出，以前面對家屬的詢問，醫師只能依據自身專業及經驗，主觀回答問題，現在有了ＡＩ的幫助，可以快速分析患者的情況及後續走向、提升醫療照護品質，醫療人員能以客觀的態度提供家屬資訊，醫病關係也變得更好了。

Q 07

## 朋友的孩子罹患癲癇，醫師判定是腦血管動靜脈畸形所引起，有評估工具可以幫他們決定如何治療嗎？

A

腦血管動靜脈畸形是一種先天性疾病，指動、靜脈交會處，出現不正常的畸形血管。這些畸形血管相對比較脆弱，如果破裂出血，就有造成中風而使神經損傷的風險。

### 腦血管動靜脈畸形手術風險高

動靜脈畸形不只會出現在腦部，身體其他器官或組織都有可能發生，像是皮膚上的胎記，也是一種血管畸形。不過，相較於其他部位的血管畸形，腦血管動靜脈畸形更危險，卻也常被忽略，因為只要出血，對病人產生的傷害便會特別嚴重；但若沒有出血，常要等到出現出血症狀，或因為血管長期壓迫腦部產生癲癇或神經功能障礙才會被發現。

至於治療方式，腦血管動靜脈畸形最直接的治療方式是以手術直接切除病灶，但開顱手術本身具有一定風險，再加上病灶若在腦的深部或重要功能區，手術危險性隨之升高。因此，位於深部或大型的腦血管動靜脈畸形，一般患者及家屬對開刀的接受度都不高，主治醫師術前也會再三考量。

## 放射線治療可能導致過多正常腦組織受損

若選擇不接受開顱手術移除病灶，加馬刀立體定位放射線手術，是目前臨床上另一種最常使用的治療方式。

加馬刀立體定位放射線手術的做法，是將放射線聚焦在腦血管動靜脈畸形部位消除病灶。不過，這項手術照射範圍的腦部實際接放射劑量計算，以往一直沒有適合的軟體可以準確評估，也影響對治療成效與副作用的預測。

北醫大醫學院人工智慧醫療碩士在職專班助理教授彭徐鈞直言：「臨床醫師利用加馬刀治療腦血管動靜脈畸形時，因無法精準量化正常腦組織的比例，可能影響放射線手術的成效，甚至引起併發症。」

《神經外科雜誌》（*Journal of Neurosurgery*）中提到，以加馬刀放射線手術來治療大腦動靜脈畸形，有些患者會因不良輻射效應導致腦部組織受損等問題。

和臨床醫師討論後，彭徐鈞認為，放射線治療導致過多正常的腦組織受損，應該是造成併發症的原因之一，因此，「若能利用準確的評估工具，進一步將患者的數據量化，應該能改善相關問題。」

## 醫師可透過AI評估治療風險與預後併發症

大約兩、三年前，彭徐鈞和醫療團隊開始投入「腦部動脈畸形（Arteriovenous malformation, AVM）之放射線評估治療計畫」。

「我們將醫學影像利用AI自動分群，並且應用模糊分類演算法技術，來評

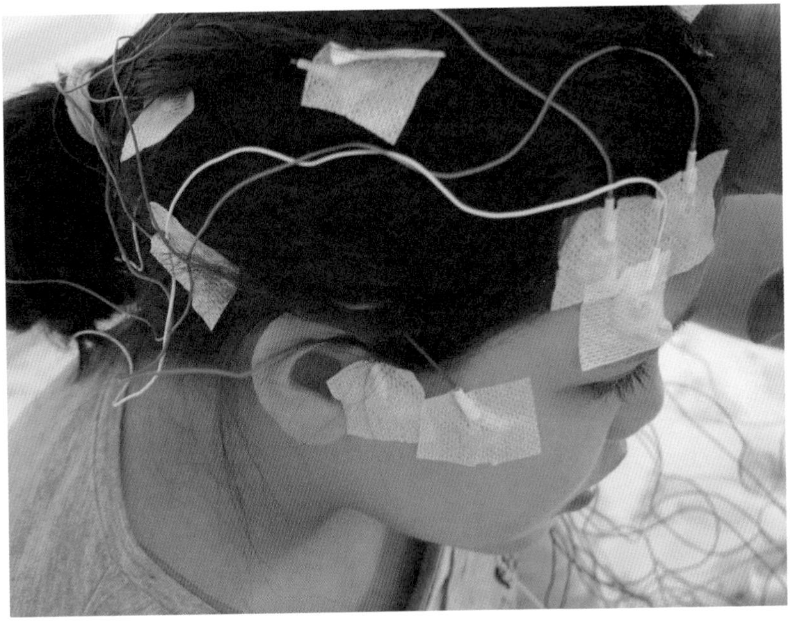

“透過 AI 將醫學影像自動分群，便能評估出腦疾病患者接受放射線治療的風險，還可以追蹤預後併發症。”

估腦疾病患者接受放射線治療的風險，以及追蹤預後併發症，」彭徐鈞說。

動靜脈畸形病灶裡涵蓋三種組織：有問題的血管、正常的腦組織，以及腦脊髓液，AI能根據核磁共振（MRI）中的影像來將它們自動分群，並且進一步計算出各自占了多少體積和比例。

彭徐鈞表示，AI利用灰階色調的差異性，讓有問題的血管呈現黑色，正常腦組織偏灰色，腦脊髓液則是偏白色；接著，再請臨床醫師同樣根據核磁共振影像，標記出三種組織各自的範圍；之後，彭徐鈞再對照AI自動分群結果，驗證是否具高度一致性。

## 根據AI運算的結果，可調整出最佳療方

「目前已完成工程驗證二十五例，臨床驗證則已至少累計了四百例，而所有結果皆顯示，AI自動模糊分群演算法技術和臨床醫師標注的結果，呈現極高一致性，」彭徐鈞說。

有了初步的成果，他又進一步建立圖形使用者介面，讓臨床醫師把核磁共振影

像的原始圖檔直接輸入到軟體裡並快速分析，「若ＡＩ計算出來的結果顯示，患者病灶裡的正常組織超過一定比例，就選擇其他治療方式或是再觀察，不會直接進行放射治療，以免正常腦組織損傷過多而造成併發症。」

透過「腦部動脈畸形之放射線評估治療計畫」，醫師可根據ＡＩ運算的結果，為每位患者調整治療計畫，或設法將治療風險降至最理想的範圍，「這可以算是個人化的精準放射治療策略，」彭徐鈞滿意的說。

## Q 08 另一半睡覺時呼吸會忽然停止，有沒有比較便捷的方式，確診是否為睡眠呼吸中止症？

A

很多人睡覺時會打呼，感覺好像睡得很熟，白天卻總是沒精神、犯睏，不知道到底為什麼會這樣。其實，若出現這種情況，很可能罹患了「睡眠呼吸中止症」。

更重要的是，如果對睡眠呼吸中止症置之不理，可能提高罹患中風、心肌梗塞，甚至是記憶力變差、失智症及巴金森氏症等疾病的風險。

顧名思義，「睡眠呼吸中止症」就是在睡覺時出現呼吸停止的情況。但是，為什麼睡著時會暫時停止呼吸？

雙和醫院睡眠中心主任劉文德指出，睡眠呼吸中止症可分為阻塞型跟中樞型，約九〇%左右的患者都屬於阻塞型，也就是睡著時，呼吸道肌肉鬆弛，造成喉嚨堵住，引起呼吸困難；中樞型的成因較複雜，可能是心臟衰竭或大腦調控機制異常，如：腦部病變、外傷、中風、藥物影響等因素所引起。

值得注意的是，阻塞型患者如果長期處於反覆缺氧的狀態，久而久之，可能會造成心臟受損，進而演變成阻塞型合併中樞型的情況，導致呼吸中止的情況愈來愈嚴重。

## 隨時都能維持良好精神才是睡眠充足

睡眠呼吸中止的影響這麼大，民眾如何判斷自己是否有睡眠呼吸中止症？基本上，睡眠呼吸中止症患者睡覺時，可能先規律打呼，然後出現呼吸變弱或中止的現象，安靜幾秒後，又因大口呼吸而出現巨響。

這種情況，患者自己本身未必有感覺，通常是枕邊人發現後，要求對方去就醫。不過，根據統計，約三分之一男性及二分之一女性患者睡覺時未必會打呼，但還是有呼吸中止的情況。

然而，睡眠呼吸中止症患者因睡眠品質不佳，導致經常睡眠不足，反而很容易入睡，因此較難意識到自己睡眠出問題。

不過，這並不代表患者睡眠充足，因為，「真正睡眠充足的人，應該是白天時，即使在枯燥、無聊的狀況下，還是覺得精神很好，」劉文德提醒。

## 反覆缺氧易導致失眠與焦慮

失眠者，大約一半以上皆伴隨睡眠呼吸中止的問題，因為睡得愈熟、愈放鬆，愈容易出現呼吸道阻塞的狀況，於是，為了讓呼吸恢復正常，大腦會把睡眠狀態從熟睡拉回淺睡。

然而，由於經常反覆缺氧，大腦不斷覺醒，便容易促使交感神經興奮，導致睡眠不足、焦慮、自律神經失調等情況。

「患者會從經常睡睡醒醒，逐漸演變成醒過來之後就很難再入睡，」劉文德表示，當焦慮的情況愈來愈嚴重，並且超過睡意時，就會以失眠來表現。因此，因失眠而就醫的患者，醫師往往會先評估是否潛在睡眠呼吸中止的問題。

## 喉嚨痛、半夜頻尿皆是症狀之一

劉文德指出，打呼或咽喉阻塞時，會導致喉嚨頻繁震動、摩擦，易造成慢性咽喉炎，因此患者早晨起床時總是感覺喉嚨乾、痛，或出現久咳不癒（超過三週以上）的慢性咳嗽。

此外，當呼吸道阻塞時，患者睡覺會用力張口呼吸，導致胃及食道開口無法緊閉，加上口水分泌不足、無法中和胃酸，容易造成上呼吸道受損及胃食道逆流等毛病。

又或者，如果晚上沒有喝很多水，半夜卻總是頻尿，也可能是睡眠呼吸中止症所引起。

劉文德解釋，缺氧時，會讓心臟壓力增加，並且促使大腦分泌心房利鈉肽（利尿激素），身體會一直產生尿意。很多患者誤以為自己年紀大、膀胱無力或攝護腺肥大才頻頻夜尿，反而忽略了睡眠呼吸中止症的可能性。

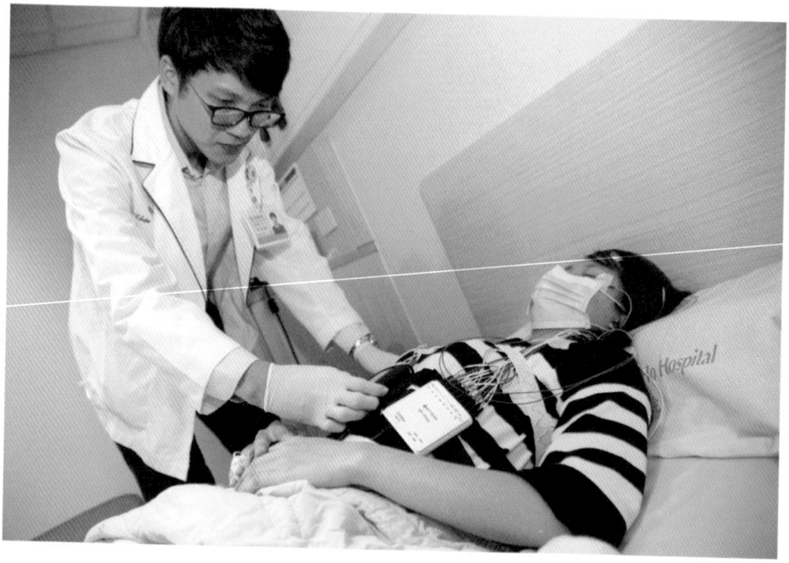


“若有睡不好的問題，可以到醫院的睡眠中心進行檢測，記錄睡眠時的相關生理變化，對症治療。”

事實上，夜間多尿的患者，至少一半以上來自於睡眠呼吸中止症，若半夜尿量超過一整天的三〇%，就應特別留意。

## 不想到睡眠中心，也可選擇居家檢測

到底是睡眠呼吸中止，還是其他疾病？一般人可以自行判斷嗎？

對此，雙和醫院睡眠中心前主任、神經內科醫師鄔定宇談到，常見的睡眠障礙不只是呼吸中止症，還包括：失眠、睡眠運動障礙、類睡症、嗜睡症等，這些都和神經醫學有關。

「『睡得好不好』是一種主觀的感覺，不能只用睡覺時間長短來定義，只要患者覺得睡不好、睡的深度不夠、總是睡不飽，或起床後沒有神清氣爽的感覺，都可以看睡眠門診，由醫師來釐清問題出在哪裡。」

就醫後，醫師通常會要求患者在醫院的睡眠中心睡一晚，進行「睡眠多項生理檢測」。為了記錄患者睡眠時的相關生理變化，必須在全身二十多個地方貼上導線，用以檢測腦波、口鼻呼吸氣流、氣氧飽和度、心電圖、鼾聲及睡眠體位等各項資訊。

不過，身上貼滿導線，又在陌生的環境中，患者睡眠狀況往往會受到干擾，檢測出來的數值未必準確。此外，因為睡眠隨時受到監測，造成患者心理壓力，有些人因此意願不高。

有鑑於此，二〇一九年開始，北醫附醫、萬芳醫院、雙和醫院三家北醫大附屬醫院便開始推出「居家檢測睡眠」服務。

「不用到陌生環境，只要把監測睡眠的設備帶回家，專業人員幫忙貼好後就會離開，」鄔定宇指出，和醫院睡眠中心不同的是，居家檢測睡眠沒有睡眠技師在控制室時時監測訊號，患者可以睡得更安心，即使檢測設備沒有在醫院裡那麼多，但可連續檢測數晚，所有數值加起來還是非常具參考性。

## 精準掌握睡眠障礙原因才能有效改善

為患者量身打造的精準醫療是目前的趨勢，而北醫大也將精準醫學運用於睡眠治療。

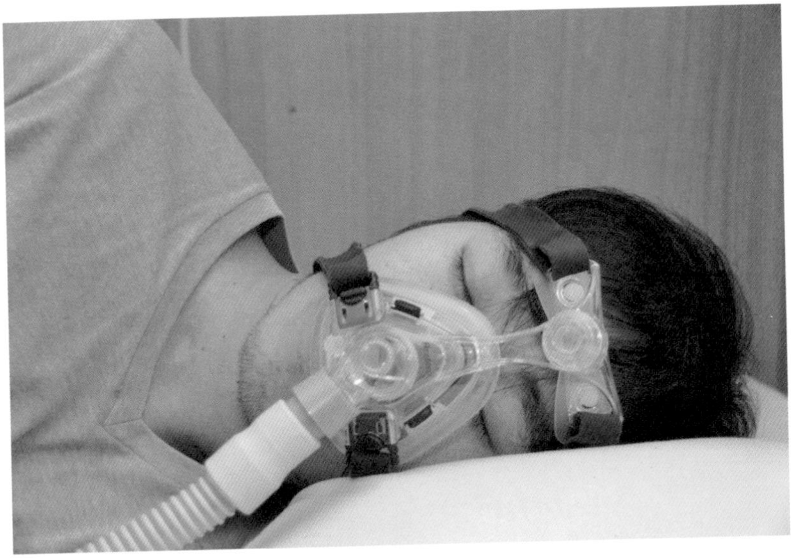

“ 引起睡眠障礙的原因很複雜，醫師會根據病情和不同狀況來分類、調整治療方針，例如使用陽壓呼吸器進行壓力檢定。”

引起睡眠障礙的原因很複雜，可能跟患者本身生活型態、飲食習慣、活動，甚至空氣品質等環境因素有關。

因此，北醫三家醫院睡眠中心成員結合AI工程技術團隊，逐一分析醫院資料庫裡的資訊，開發出造成睡眠障礙的模型。此外，透過臨床收案驗證，並且結合穿戴式裝置、線上專家諮詢機器人CBTi-Like，還能為患者提供個人化睡眠管理服務。

「我們的做法，是幫患者找出問題，再根據病情和不同狀況來分類、調整治療方針，」劉文德解釋，譬如，睡眠呼吸中止症患者因長期缺氧，可能引發心血管、血糖或失智症等問題，醫師會協助其預防或控制。

## 調整生活型態就能改善睡眠品質

此外，有些患者可能習慣仰睡而加劇呼吸中止情況，醫師也會建議先使用穿戴裝置來確認患者呼吸中止的原因是否跟睡姿有關，若有需要便可嘗試調整睡眠姿勢；針對易水腫的人，則建議飲食應減少鹽分的攝取、晚上提高運動量，以及睡前半小時抬腿等。

「找出造成患者睡眠不好的原因，再精準分類，並且協助制定改善策略，」鄔定宇強調，「只是調整生活型態，就能有效改善睡眠品質。」

# Q 09

## 微創手術相對安全，但醫療疏失也時有所聞，目前有改善的方法嗎？

A

相較於傳統手術，微創手術傷口小、出血少、恢復快，因此現代人開刀時，都會要求醫師使用微創手術。不過，如果醫師經驗不足或技術不夠純熟，即使是微創手術，依舊有其風險。

### 達文西機械手臂操作靈活又精準

腹腔鏡雖然有許多優勢，但醫師在執刀時，還是有其限制及困難。

北醫價創團隊 Smart Surgery 執行長李宇倢指出，醫師在進行腹腔鏡手術時，需要一邊看著螢幕影像、一邊進行操作，但透過螢幕傳遞出來的是 2D 平面影像，和 3D 立體的人體不同，視覺難免有所落差；此外，手術時醫師用來操作的器械工具，就像是兩根長筷子，前端無法旋轉。視覺落差、視線死角，加上器械的限制，醫師在手術時經常得憑感覺及經驗來進行。

還好，二〇〇〇年左右，達文西機器手臂問世，克服了許多腹腔鏡手術無法解決的困難，也讓外科手術邁入嶄新時代。

達文西機器手臂有什麼特別之處？

首先，達文西手術系統呈現出來的影像畫面是 3D 立體，並且擁有超高解析度，和肉眼所見差距甚小。

其次，達文西具顯微功能，像是血管等細微組織都可以放大十倍左右，醫師可以看得更加清楚。

再者，達文西讓醫師以坐姿遠距操作手術，不必再連續好幾個小時站在手術台邊操作，也能避免近距離接觸，造成患者感染的風險。

更重要的是，達文西仿真人的手腕器械，不但可以三百六十度靈活旋轉，還能

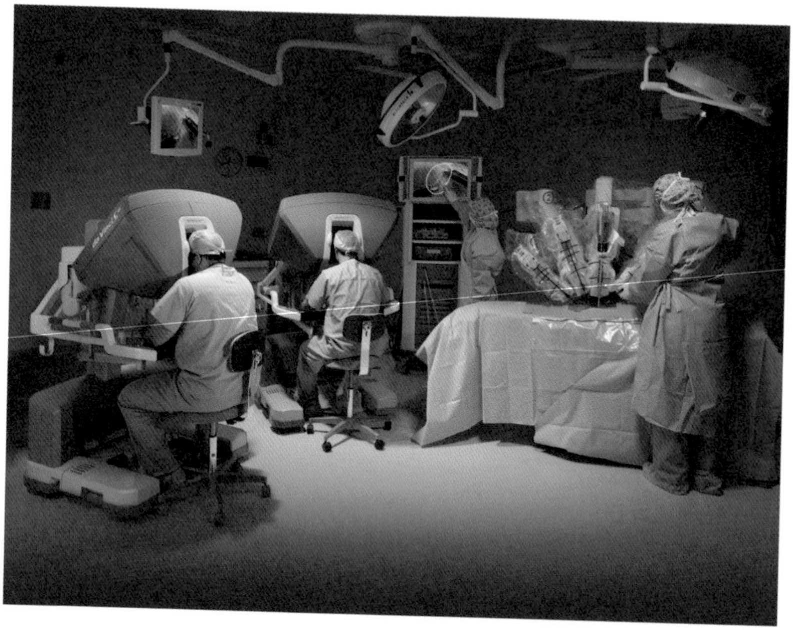

“達文西手臂能讓醫師以坐姿遠距操作手術，不必再連續好幾個小時站在手術台邊，也能避免近距離接觸，造成患者感染的風險。”

像人類的雙手一樣抓取、捏取，醫師操作起來更加直覺，靈活度及精準度都提升不少，也能處理十分棘手的沾黏問題。

## 醫師可透過3D教案精進技術與經驗

達文西機器手臂具有那麼多優點，有助於降低手術風險嗎？

能夠精準切除病灶，患者復原速度也較快，北醫附醫在二〇一一年十二月斥資購入達文西設備。不過，即使是達文西，想要降低手術風險，執刀醫師的技術及經驗都是非常重要的關鍵。

那麼，如何能夠更有效傳承前人的手術經驗？

「利用影像傳承，將成為下一世代醫學教育最有用的利器，」李宇倢表示，醫師手術時大多數都會錄影，但若沒有人整理、建檔，這些影像資料就完全無用武之地，因此，她開發了「微創手術影像辨識系統」，就是希望「把沒用的東西變成黃金」。

李宇倢舉例談到，北醫附醫婦產科醫師劉偉民是台灣婦科權威，也是微創手術的先驅，他累積了四千例以上的達文西手術，更成為全球執行達文西手術最多的婦科醫師。於是，在和劉偉民討論後，她決定重新剪輯這些珍貴的手術影像紀錄，變成對年輕醫師有用的教案。

「將醫師開刀的2D影片，藉由虛擬實境（VR）的方式轉換為3D畫面，並且比照達文西機器手臂操作的模式，讓實習醫師或住院醫師有身歷其境的感覺，就能累積、學習手術經驗，」李宇倢補充，這套訓練系統也能遠距使用，因此不受場地及時間限制，即使在家也能學習。

她強調：「尤其，相較於2D影像，3D建模方式可以真實模擬人體腹腔結構，幫助觀看者更了解人體器官的實際位置。」

## 手術輔助系統可提高效率與準確性

對於經驗較不足的年輕醫師而言，無論是確認手術步驟，或從影像中辨識血肉模糊的組織，都具有一定困難度，「Smart Surgery 開發的手術輔助系統能快速釐清手術步驟、協助辨識重要器官組織，發揮提示醫師及提高手術效率的作用，」

李宇倢說。

然而，她也坦言，手術影像是動態的，加上需要辨識的組織器官相當複雜，辨識系統的開發困難度相當高，不過，「團隊匯聚了多位具醫療專業背景的標注人員，當影像中的組織詳細標注完成之後，交由ＡＩ工程師進行後續的機器學習模型，然後再請外科醫師進行臨床比對及驗證，確保影像標注的一致性及準確性。」

藉由現代影像科技及ＡＩ技術協助，希望能讓年輕醫師的學習及訓練更有效率，縮短執刀醫師手術時間，進而提高安全性、減少併發症發生的機率。李宇倢期許，微創手術影像辨識系統能讓患者與醫師共創雙贏局面，希望未來不只應用在婦科，更能涵蓋整個大外科，讓醫師和病患都有更安全的醫療環境。

病

# 疾病診療

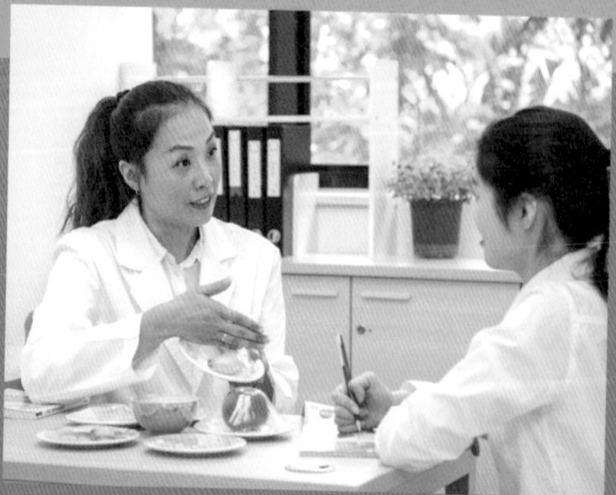

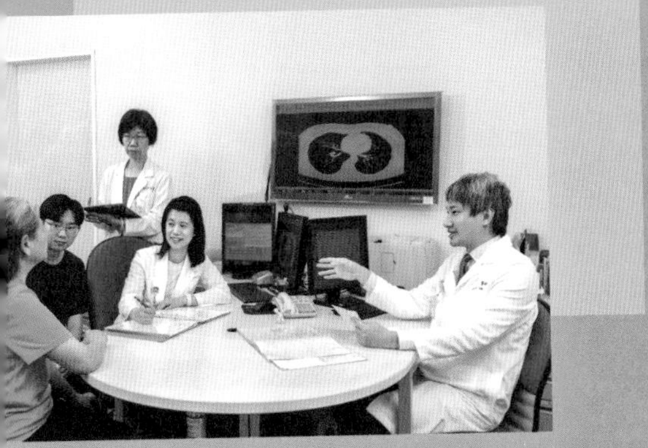

隨著醫學與科技進步，
治療將愈來愈精準化，
除了有助於為病患量身打造專屬的治療方案，
還能夠提升重症或罕病的存活率。

# Q01 小朋友的氣喘總在季節交替時反覆發作，除了使用類固醇藥物，還有什麼選擇？

A 根據統計，全世界約三億多人有氣喘問題，台灣也有約兩百萬個氣喘患者。環境及氣候變化等因素，都有可能導致患者氣喘反覆發作，甚至持續數個月之久，然而，藥物治療的效果有限，對生活造成極大困擾；甚至，氣喘急性發作時，患者會出現咳嗽、胸悶、哮鳴及呼吸困難等症狀，嚴重時還可能致命。

一遇到天氣變化，氣喘便容易反覆發作，影響生活品質，即使吃藥也始終好不了，還不能自行停藥……，種種狀況，讓患者忍不住想問：難道一輩子就只能這樣了嗎？

面對患者疾呼，專長為氣喘及慢性阻塞性肺疾等項目的北醫大醫學院院長郭漢彬指出，近十年來，針對嚴重型氣喘的標靶藥物上市，讓患者病情得以控制穩定，也使氣喘治療有了突破性的進展。

## 針對嚴重型氣喘，已有標靶藥物上市

「除了癌症之外，很少疾病能像氣喘治療這樣精準，可以針對患者致病原因，選擇專門的標靶藥物，」郭漢彬解釋，氣喘並非單一疾病，而是很多成因加總起來所導致的共同現象。

過去，醫界往往將氣喘歸類為呼吸道發炎，找到一種治療發炎的方法就好；現在則發現，造成發炎的成因可能有好幾種，治療的方式及藥物應該因人而異。

臨床上，約五％患者屬於嚴重型氣喘，藥物控制成效不彰，治療所耗費的資源更占了全台灣氣喘患者的五五％。如果能利用標靶治療讓嚴重型氣喘獲得改善，不僅有助患者改善生活品質，醫療費用也可望大幅下降。

不少人以為，只要找出過敏的源頭，就可以有效防治氣喘。然而，問題並非如此簡單。

## 造成氣喘的過敏源可能隨時間改變

「二十歲時被診斷出罹患氣喘，到了四十歲，氣喘類型可能和年輕時完全不同，」郭漢彬指出，氣喘患者的類型可能隨時間而變化，需要隨時調整治療方式。

譬如，很多小朋友氣喘主因是對塵蟎或狗毛、貓毛過敏，因此兒童時期只要做好居家清潔工作、遠離塵蟎等過敏源，並且使用抗過敏藥物，即可有效控制氣喘；然而，到了四十多歲，這些過敏源可能不再是氣喘控制不佳的主因，反而空氣中的細菌、病毒或空汙等，才是最主要的危險因子。

「像這樣的情況，如果一直使用原本的抗過敏藥物，氣喘控制的效果當然不會好，」郭漢彬依自己多年來的臨床經驗提醒患者，而他也通常會建議，病人可透過「氣喘控制測驗」（Asthma Control Test, ACT）APP定期自我評估，如果分數掉到二十分以下，就需要特別留意。

「透過患者在氣喘控制測驗中勾選的項目，醫師可初步推估造成氣喘的成因，」郭漢彬進一步補充，當致病原因改變，表現出來的症狀也會不一樣，因此，若要找出讓病情變得不穩定的原因，就必須重新評估。

至於評估的項目，過往會以檢測肺功能等「生理性」評估為主，現在還會加進多項「生物性」評估，例如：透過「呼氣一氧化氮」的濃度來了解呼吸道發炎的狀況；從「痰液分析」裡找出發炎物質；或抽血檢驗確認過敏源及過敏指數。從這些項目得到的結果，再進一步分析出患者屬於哪一種表現型態。

## 確認氣喘類型能讓標靶治療更精準

「氣喘標靶治療必須先找出患者屬於哪一種型態，」郭漢彬表示，臨床上，會先根據患者的年紀、有無過敏史、肥胖等因素分類，之後再找出致病成因。

經過二十年的發展，醫界已將氣喘的臨床表現區分出四種型態，包括：過敏第二型、非過敏第二型、嗜中性球性型，以及發炎型，也發展出各自相對應的治療藥物與個人化照護。例如，過敏第二型以使用抗免疫球蛋白E藥物為主，嗜中性球性型氣喘則可能需要服用抗生素來對抗過多的白血球。

不過，郭漢彬指出，光靠標靶藥物還是不夠，患者是否規律服藥、腸道裡的菌叢、飲食、環境等因素，都會影響氣喘治療的臨床效果。

「氣喘控制不良的患者，甚至可能只要吃一頓速食，就讓病情嚴重惡化，」郭漢彬解釋，速食裡含有大量脂肪酸，會影響人體免疫系統，進而讓白血球分泌過多，使氣喘變得更加不穩定；此外，研究指出，懸浮微粒PM10的內毒素濃度較高，對氣喘的影響也很大。

此外，臨床發現，女性罹患氣喘的機率高於男性，尤其更年期之後症狀更為明顯。郭漢彬指出，氣喘控制不佳的女性患者人數是男性的三倍，主要是受荷爾蒙影響所致。

「我們常聽到很多女性因氣喘發作病逝，男生卻很少出現這樣的情況，」郭漢彬認為，女性對痛苦的耐受度比男性高出許多，當身體感覺不適時未必會立即就醫，這也是氣喘奪命的一大原因。

「即使已經有了標靶藥物，但臨床上要考慮的危險因素還是很多，」郭漢彬指出，氣喘的成因非常複雜，不管是生活型態或個人行為、習慣，都會影響氣喘的治療結果。針對病情較不穩定的患者，郭漢彬建議使用攜帶型或穿戴型特殊裝置，隨時在家裡測量肺功能，並且將數據傳回醫院，讓醫護人員知曉患者平時的狀況。

## AI精準分析可望縮短用藥時程

此外，北醫目前正在發展人工智慧物聯網（AIoT），未來患者可以導入高互動性的居家裝置及APP，記錄居家用藥、肺功能及生活習慣等事項，醫院端也可藉此監測患者生理數值及用藥情況，並且根據患者情況，提供是否必須提早就醫等建議，方便醫病雙向互動。

「經由一層又一層的歸納，就好像布下天羅地網，氣喘的原因肯定會被揪出來，」郭漢彬認為，「雖然藥物還有改進的空間，但已經能將大部分氣喘控制得不錯。」

針對氣喘治療，目前學術界也針對基因檢測及免疫學等進行研究，期望能找到更有效的方式；醫界則是開始收錄氣喘的臨床病例，利用大數據進行分析與整合，未來將提供氣喘治療更精準的分類及方向，進而縮短患者用藥時程。

Q02

## 兒童或青少年罹癌人數也不少，治療及照護方式與成人患者有何不同？

A

台灣每年約有五百多位兒童（零歲至十七歲）罹患癌症，換算下來，一天至少一位兒童或青少年罹癌，兒童癌症也長年高居兒童最常見的疾病死因。根據國健署二〇二一年公布的最新資料，兒癌發生率排行榜前五名，依序為白血病（血癌）、淋巴瘤、生殖細胞瘤、腦瘤、其他上皮癌（如甲狀腺癌等）。

臨床研究顯示，兒癌患者大部分是因身體一小部分的體細胞突變而發病，但究竟是什麼原因造成，很可能是隨機、偶發的，任何一個孩子都可能發生。

臺北癌症中心兒童癌症團隊召集人劉彥麟指出，兒童癌症的發生，大部分與遺傳無關，但若有以下情況之一，則建議進行癌症遺傳諮詢和基因檢測：

一、父母其中之一曾是兒童癌症患者。

二、家族中（三等親以內）有兩位以上親人曾是兒童癌症患者。

三、家族中多代、多人、出現多種癌症（但排除肺癌、子宮頸癌、肝癌、鼻咽癌等常見癌）。

四、家族中雖無腫瘤病史，但小朋友的診斷為結節性硬化症、神經纖維瘤、腎上腺髓質瘤等特定疾病。

不過，「將近八成的兒童癌症都是可以治癒的，」劉彥麟補充，只要早期發現，透過家人與醫療團隊齊心合作，幫助病童勇敢接受標準治療，兒童癌症的治癒率都相當不錯。

## 用藥、手術或放射治療的順序影響成敗

兒童癌症治療特別注重不同專科醫師彼此溝通、協調，因為藥物治療、手術或放射治療對各種腫瘤的控制範圍、效果與副作用各不相同，其順序往往也會影響

成敗。例如，兒童惡性腦瘤中較常見的髓母細胞瘤，患者若先接受化學治療，之後再進行放療，復發的機率會較高，總存活率也會往下掉，但若改變治療順序為手術後先放療再化療，療效就會提高很多。

劉彥麟指出，化療藥物對某些兒童癌症（例如：白血病、淋巴癌、生殖細胞瘤等）的效果非常好，加上兒癌患者對藥物的耐受性較高，有時只需要相對輕微的劑量，就可被治癒。此外，有些兒童癌症未必會先進行主要腫瘤的切除手術，可能先施予引導期化療藥物讓病灶縮小，之後再切除乾淨，並且局部施行放射線，最後再進行幾回化療，採用化療–手術及放療–化療的「三明治療法」來根治。

不過，每個患者需要考量的因素不同，未必所有人都適合這種「三明治療法」，需要根據腫瘤的類型、分子分類、部位及分期等因素來調整治療方案及順序，因此更需要多專科團隊共同參與，為病童規劃最適當的治療。

## 整合相關科別診間，有助提高效率

「除了已知的標準療法，我們希望藉由兒童腫瘤中心的設立，找出更多治療方式，多治癒一些兒癌患者，」劉彥麟進一步指出，台灣兒癌的治癒率為七九%，表示還有二一%患者的癌症會復發。因此，兒童腫瘤中心近年來發展兒童腫瘤精準醫療、早期臨床試驗、循環腫瘤細胞及轉譯醫學等研究，希望為兒童癌症尋找更多解方。

除了經常召開多專科團隊會議，臺北癌症中心兒癌團隊更希望在日常看診中，建立以患者為中心的運作模式，譬如，結合不同科別的醫師及治療師，定期到病房會診，除了共同討論治療細節，也能加強彼此之間的聯繫。「我們很貪心，希望能幫兒癌患者做到面面俱到的照護，因此處處斤斤計較，追求最好的成績，」劉彥麟語帶玩笑卻態度認真的說，「目標是盡可能提高治癒率、減少併發症。」

臺北癌症中心將兒癌相關科別診間整合在同一區域，並且將各科醫師看診時間調整為相同時段，除了方便患者回診，多專科之間的協調也更加有效率。

「例如，外科醫師看診時，同時段也會搭配小兒腫瘤科、放射腫瘤科或小兒神經科醫師，若發現患者出現異常症狀，就可以盡快討論改變治療方式，」劉彥麟表示，針對較困難、複雜的患者，每週也有團隊共同會診時間，各科醫師可以一起討論如何調整治療方案。遇到復發或難治型腫瘤，也會透過團隊的力量，為病童量身打造最合適的治療方案及順序，必要時也會透過分子腫瘤團隊等機制，規劃精準醫療等比較特殊的檢測及治療方案。

## 情緒撫慰對兒癌患者極其重要

情緒的撫慰，對兒癌患者來說尤其重要。臺北癌症中心在規劃兒癌候診區時，特別以安全、舒適感為出發。

例如，請設計師以森林為主題來進行空間裝潢，並且藏了許多互動裝置及故事主題等驚奇在裡面，讓小朋友從中獲得探索的樂趣；此外，兒癌中心裡的親子候診區也會舉辦藝術治療、音樂治療等活動，協助小朋友度過難捱的癌症療程。

「希望讓小朋友覺得看診並不是一件苦差事，甚至能用遊戲一樣的快樂心情來面對，」劉彥麟補充，兒癌病房也針對小朋友最感興趣的3C產品，導入兒童友善的智慧化情境，而小孩最害怕的治療室則貼滿可愛的小動物壁紙，希望能緩解小病人治療時的焦慮情緒。

當患者治療完成，也會舉辦「畢業典禮」及歡樂派對，邀請病童家長及其他住

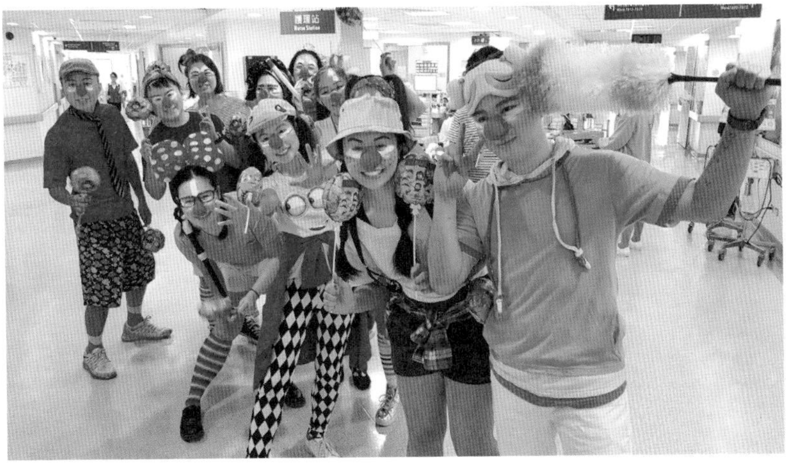

“藝術治療、音樂治療等活動，有助撫慰情緒，
陪伴小朋友度過難捱的癌症療程。”

院的小朋友一起參與，幫助病童放下心中的焦慮與不安。兒癌療程經常得反覆、密集住院好幾週，甚至長達半年以上都有可能，臺北癌症中心的兒癌團隊希望能藉由這些友善活動，修復兒癌患者心靈的創傷。

## 讓身心都恢復到良好狀態才是真正的健康

以往治療癌症只注重存活率，但患者治療完成之後，還可能面臨許多問題。劉彥麟指出，根據統計，約三分之二曾罹患兒童癌症者，即使已經治癒，但一生中還會遇到相關的健康問題，例如，藥物影響心肺功能，造成易喘、體力下降等狀況。

劉彥麟表示，完整的癌症醫療需要協助患者將這些健康問題找出來，幫他們適應康復後的生活；此外，醫療團隊還會針對患者的健康成效進行研究，例如：認知功能是否受損、心理適應程度，以及重返校園是否能適應等。

臺北癌症中心邀請患者至少每年回院追蹤一次，以了解後續狀況，並提供協助。例如，有些經過腦部治療的患者，大腦的處理速度有可能變慢，人際溝通也可能較不順暢，此時心理師就會提供指導，建議患者如何處理這些狀況。

「健康，不只是治癒疾病，身體及心理都必須恢復到良好的狀態，」劉彥麟期望，藉由對兒癌的長期追蹤照護，能讓所有患者重拾良好身心狀況，以及更好的生活品質。

# Q03 叔叔腎功能不佳且行動不便，需要在家洗腎，這麼做是否安全？

A

台灣向來有「洗腎王國」之稱，洗腎率高居全球第一，也是占據台灣醫療支出第一名的疾病。根據國健署最新資料顯示，全台約有將近十萬個國人需要定期洗腎，而光是二〇一九年，就新增了一萬兩千多位洗腎患者。其中，九成患者採用血液透析進行治療，每週需要頻繁至醫院報到，對生活造成諸多不便。

當腎臟功能衰退，身體無法維持正常代謝，到一定程度時會漸漸出現水腫、代謝性酸中毒、高血壓不易控制等狀況，甚至因為體內毒素累積，造成皮膚癢、容易瘀青、出血不止等現象，需要透析醫療（洗腎）介入才能緩和症狀或延續生命。

洗腎的方式可分為「血液透析」（洗血液）及「腹膜透析」（洗肚子）兩種，血液透析需要在醫院的洗腎中心進行，腹膜透析則不需要到醫院，患者可自行在家中執行。

## 接受透析治療，患者有機會回復正常生活

「藉由透析治療，患者有機會回到正常生活，」擁有腎臟內科專業的北醫大副校長、雙和醫院前院長吳麥斯經常對患者耳提面命洗腎的重要，強調洗腎是為了將身體裡的毒素及多餘的水分排出，否則這些廢物留在體內就會變成尿毒。

目前台灣約有七萬多位血液透析患者，他們必須每週去醫院透析三次，每次都需要躺在床上四小時，還必須搭配打針治療；至於腹膜透析的做法，則是在洗腎治療前，先在腹部植入一條永久性導管，每次洗腎時，從導管注入及引流透析藥水。當腹腔注入透析藥水後，可過濾毒素和多餘水分，之後再將藥水引流出來。

腹膜透析又可分為手動洗（連續性可活動式腹膜透析）與機器洗（全自動腹膜

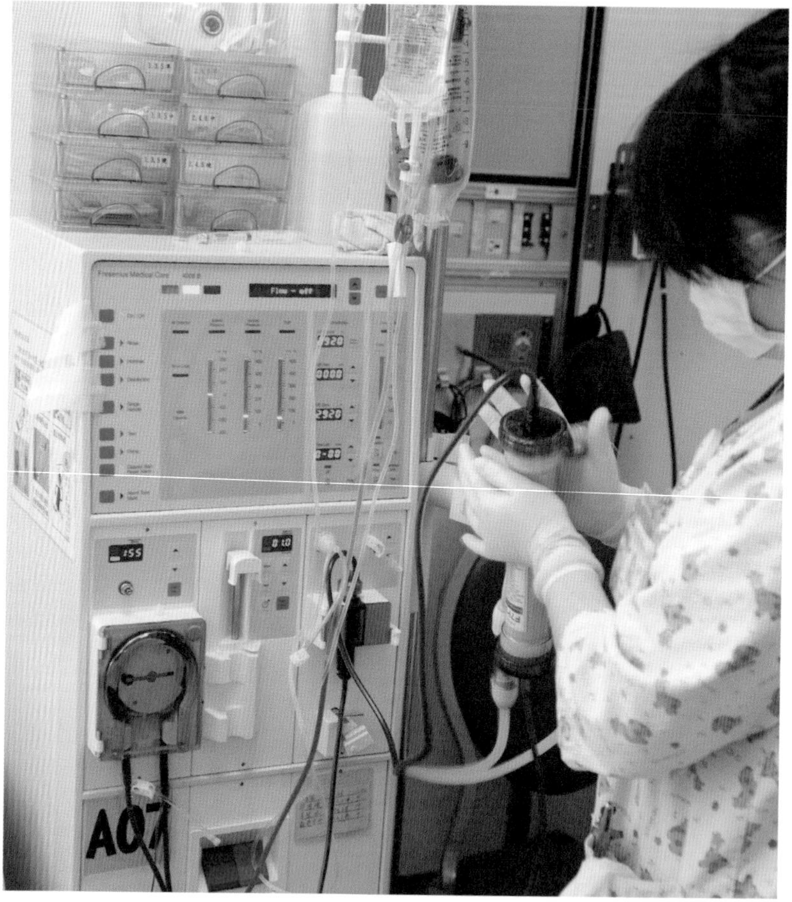


“血液透析患者必須每週去醫院透析三次，每次都需要躺在床上四小時，還必須搭配打針治療，比起腹膜透析較為不便。”

透析）兩種模式，手動操作每次耗費時間約十五至二十分鐘、每日執行四次；機器洗則只需要於每日睡前連結腹膜透析機，患者可以邊睡邊洗，早晨起床即完成洗腎治療。目前台灣約有六千六百多人是居家進行腹膜透析。

身兼台灣腎臟醫學會資訊發展暨腎病年報委員會主委的北醫大新國民醫院院長許永和指出，手動式腹膜透析具有患者可自由移動、透析時血壓較穩定等優點，但若患者操作或清潔消毒不當，較易引發感染問題。兩種透析方式各有優缺點，醫師通常會視患者個人習慣及生活型態，給予適當的選擇建議。

## 腹膜透析可以更安全、有效

隨著科技及醫療的進步，透析醫療也進入新紀元。雲端全自動腹膜透析機的出現，就讓患者居家執行腹膜透析治療時可以更安全、方便，而且更加趨向精準化治療。

「患者是否能遵照醫囑，每天順利執行洗腎，是治療成效的重要關鍵，」許永和表示，全自動腹膜透析機會自動執行醫師的洗腎處方，患者除了可以邊睡邊洗，腹膜透析機還會和雲端連線，自動上傳所有治療數據至管理平台。

過去，醫護人員需要藉由患者手寫的治療紀錄和數據來評估，並且透過電話指示患者如何調整或設定機器；現在，醫護人員不僅可以直接從平台取得治療數據，還可以遠端調整機器設定，大幅降低人為失誤。

此外，雲端全自動腹膜透析機搭配內建SIM卡的數據機，患者或家屬的手機皆可同時連結至雲端管理平台，查看每天的治療數據。

「雙和醫院是國內最早引進這套設備的醫療院所，同時也擁有最豐富的使用經驗，」吳麥斯強調，藉由全自動腹膜透析機每日自動上傳至雲端的資訊，能夠提供大數據運算的基礎，建立個人化模式，以後臨床醫師也可藉此調整透析藥水量及執行時間。

不只腹膜透析，血液透析也有新進展。血液透析需要抄錄的資訊相當繁雜，但目前台灣大部分洗腎的醫療院所還是以醫護人員人工處理的作業方式為主。除了手工登錄患者體重、血壓、脈博、體溫、乾體重（指血液透析治療移除體內多餘水分後的體重）、時間等資訊，每次透析移除的水量也是人工決定及設置。

開始透析時，患者的血壓和脈博變化、血液的流速、有無沖生理食鹽水、每個

**表 1：血液透析與腹膜透析的比較**

| 透析比較 | | 血液透析 | 腹膜透析 |
|---|---|---|---|
| 透析通路 | | 動靜脈瘻管 | 腹膜透析導管 |
| 方法 | 扎針 | 2 針 | 毋須扎針 |
| | 模式 | 體外透析 | 體內透析 |
| 頻率 | | 每週 3 次，每次 4 ～ 6 小時 | 每日 4 次換液，每次約 15 ～ 20 分鐘 |
| 時間 | | 依醫院安排 | 可依患者作息調整 |
| 場所 | | 醫院或透析診所 | 家中或任何適合換液的場所 |
| 執行者 | | 護理人員 | 自己或照顧者 |
| 血壓變化 | | 2 天透析一次，透析前中後血壓變異大 | 持續緩慢脫水，血壓平穩 |
| 飲食 | 限制 | 鉀、磷、鹽和水分 | 磷和鹽 |
| | 適量 | 蛋白質（1.0 ～ 1.2gm/kg） | 水分 |
| | 其他 | 不限糖分（糖尿病除外） | 不限鉀，鼓勵較高蛋白質飲食（1.2 ～ 1.5gm/kg） |
| 透析時可能產生的症狀 | | 快速移除毒素及水分，透析後易出現不平衡症候群（噁心、嘔吐、痙攣、頭痛、高 / 低血壓） | 平穩移除毒素及水分，透析過程不會有不適感。 |
| 感染可能性 | | 血液感染可能性較高 | 血液感染機會低，但有感染腹膜炎可能 |
| 生活品質 | | 時間安排須配合醫院透析時間 | 可自行調配換液時間 |
| 殘餘腎功能 | | 殘餘腎功能喪失快 | 延長保留殘餘腎功能 |

資料來源：健保署全民健康保險醫療品質資訊公開網

連續時段透析了多少水量等資訊，同樣也是由護理人員手抄記載下來。一旦出現錯誤，很可能引發嚴重問題，例如，透析欲移除的水量不小心出錯，導致患者血壓過低而休克。

## 血液透析也能自動化

「洗腎過程會連續產生大量數據，醫護人員可能因疲累、工作量大，導致在監控與抄錄這些繁雜但重要的數據時出差錯，但電腦永遠那麼精準，不易發生錯誤，」許永和表示，北醫附醫花了兩年時間籌備，和大同醫護公司共同研發完全自動化的血液透析資訊化系統，除了自動登錄患者本身、洗腎前後與過程中產生的所有資訊，還能將這些數據上傳至雲端，進行應用分析。

「這套系統大約每三十秒就會上傳一次資料，」吳麥斯進一步補充，不只洗腎患者，包括慢性病患的資訊也都記錄在裡面，「將來若能把患者的基因數值、環境因子、生活習慣等資訊全數納入，就可更精準調整醫囑和治療方式。」

不僅如此，這套系統還能根據患者的各項數值，預測出現急性併發症的機率，做到事先防範，而醫療團隊也能透過雲端查看患者透析治療的狀況，並且和醫院其他系統連結，不受場所或時間限制。

「把對的醫療在對的時間用在對的患者身上，就是精準醫療的定義，」許永和認為，精準透析可以延續患者生命，還能改善生活品質，雖然目前還在起步階段，但對腎臟醫學及尿毒症患者而言，都是重要且正確的方向。

# Q04 心臟病發作，就醫時間分秒必爭，能否不要讓病人在內、外科來回奔波？

A

根據衛福部公布的資料顯示，心臟病已經多年蟬聯國人十大死因第二名；更可怕的是，十大死因裡有五個跟心血管疾病相關，包括：腦血管疾病、糖尿病、高血壓及腎臟病，死亡人數加起來比第一名的癌症還多。

心血管疾病對生命的威脅如此之高，一旦發作往往就是在與死神搶時間。然而，若患者需要手術治療，能否在最短時間找到有效方式？

萬芳醫院副院長、心臟血管外科專任主治醫師施俊哲以心導管手術為例，以往心血管疾病患者送醫時，通常會先由心臟內科醫師診斷病情，若需要進行心導管手術，則移至心導管室進行，萬一出現緊急狀況，再轉給心臟外科處理。如此一來，患者需要在心臟內科和外科來回奔波，不但浪費時間，還有可能延誤治療。

## 複合式手術室有助爭取時效

北醫自二〇二〇年起，全面啟用複合式手術室，以檢查、手術一站式服務，讓患者在就醫過程中，獲得完善、全方位的診療。

複合式手術室除了將心臟內科、外科及放射介入科結合在一起，開刀房裡也設置心導管室等級的影像設備，讓患者毋須移動，在同一個空間裡就能完成所有相關治療。不只是結構性心臟病手術，包含血管介入或其他癌症治療也適用。。

「心導管影像設備有類似導航的功能，患者毋須進行大範圍開胸手術，導航定位後再利用內視鏡手術就可以小傷口精準切除病灶，」施俊哲認為，手術中的即時造影與導航，讓醫師可以更準確判斷病灶的位置及狀態，執行微創手術。

施俊哲說，傳統的心導管攝影只有2D平面，無法滿足精準醫療對於高解析度的要求，於是開發出冠狀動脈光學相干系統（Optical Coherence Tomography,

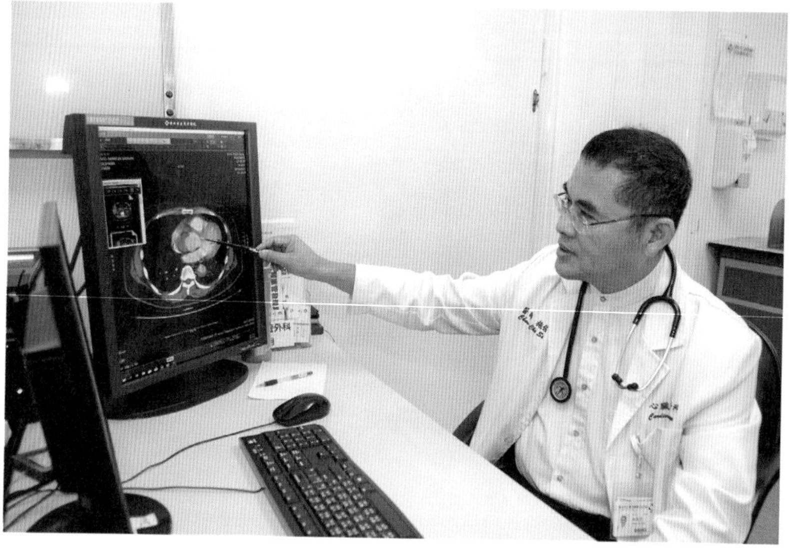

“複合式手術室能提供檢查、手術一站式服務，也可藉由高解析度影像系統做到精準定位、切除。圖為萬芳醫院副院長施俊哲。”

OCT），結合心導管、心臟超音波及電腦斷層掃描等功能，被譽為「血管內的3D電腦斷層掃描」，也是血管介入治療術走向精準醫療的一大功臣。

此外，像是肺癌初期的病灶（小結節）非常小，傳統手術的病灶定位困難度很高，若能利用介入式的心導管影像設備，再搭配如電腦斷層掃描般的影像畫面，就能精準找出病灶位置，之後再搭配顯影劑染色或彈簧圈來精準定位。

甚至，手術當中也可藉由高解析度影像系統，精準計算出實際應切除的範圍，這些都是傳統開刀房無法做到的。

## 適合傷口小、複雜度高的微創手術

複合式手術室可以提供一站式服務，做到精準定位、切除，特別適合小傷口、複雜度較高的微創手術，像是經皮導管人工主動脈瓣膜植入術、經皮導管二尖瓣修補手術，以及心房顫動治療手術等，提供患者新的治療選擇。

以主動脈瓣狹窄為例，這是老年人常見的退化性心血管疾病，隨著年紀增長，瓣膜逐漸鈣化，發生率也隨之增高。一旦發生，會導致心絞痛、水腫及呼吸困難等心衰竭症狀，患者存活率也會隨著症狀出現而逐年下降。然而，若要治療，傳統手術需要鋸開胸骨，年紀較大的長者可能因此卻步。

為了解決高齡及高危患者因心理抗拒而不願開刀的情況，在各國醫療人員的努力下，終於開發出經皮導管人工主動脈瓣膜植入術。

施俊哲進一步解釋，經皮導管人工主動脈瓣膜植入術是在大腿鼠蹊部穿刺或開一個小傷口，再利用導管及導絲引導，從股動脈將人工瓣膜支架置入心臟與主動脈交接瓣膜處，完成定位後，再撐開硬化的心臟瓣膜。

此外，他又以二尖瓣膜逆流為例，它是常見的瓣膜性心臟病，患者可能因先天異常、後天瓣膜退化或感染等因素，以致二尖瓣膜無法完全閉合，發生血液由左心室逆流回到左心房的異常現象，患者可能產生胸悶、倦怠、呼吸困難、心律不整等症狀，甚至提高中風機率。若沒有適當治療，最終可能演變為心臟衰竭。

以往，要治療病情較嚴重的二尖瓣膜逆流患者，可能需要經由傳統開胸手術來修補或置換瓣膜。不過，和主動脈瓣狹窄的情況相同，老年人或高風險族群較不適合「開胸」大手術，如今則可藉由經皮導管二尖瓣修補手術改善問題。

經皮導管二尖瓣修補手術也是屬於微創手術，從患者大腿股靜脈插入導管及二尖瓣膜夾，並且將其引導至左心房及左心室的位置，以夾合閉鎖不合的二尖瓣膜，血液逆流的情況就可以獲得緩解。

不過，「經皮導管二尖瓣修補手術需要從右心房穿過心房中膈至左心房，因此定位一定要非常精準，避免誤穿，造成大出血。當然，手術過程還需要超音波、導管等眾多儀器的協助，」施俊哲補充說明。

## 治療心房顫動有新方法

心房顫動是心臟節律訊號功能異常，患者會出現心跳不規律的症狀，容易產生血栓，導致患者中風的機率比常人高十倍。治療心房顫動的方法以藥物為主，但若藥物控制不佳，也可改採左心耳栓塞術式或3D立體定位電燒手術治療。

心房顫動患者九〇%的血栓來自左心耳，因此接受左心耳栓塞術式可降低日後中風的可能性。左心耳栓塞術式是從鼠蹊部的股靜脈放入導管及封堵器，同樣從右心房穿過心房中膈，然後進入左心房，接著再利用封堵器將左心耳入口封住，防止血栓跑到腦部血管裡。

至於3D立體定位電燒術，則是「找出亂發電的病灶，再用電燒或冷凍治療，讓電流在固定區域打轉，就不會跑出去，」施俊哲指出，在3D立體定位儀的引導下，從鼠蹊部將電燒導管導入患者心臟，精準找出造成心房顫動的病灶發電點，進行電燒手術圍堵，就能讓亂跳的心臟恢復正常。

此外，常聽說的「裝支架」，是指當患者出現血管狹窄等情況，臨床上常以血管支架置放術來處置。然而，支架的功能不止這樣。過去被視為不定時炸彈的血管動脈瘤，也可以利用覆膜支架來治療。

一般人對於血管支架的想像，可能是「在撐開的狹窄血管內，放一個架子，防止塌陷」，其實沒那麼簡單。施俊哲表示，管狀的血管支架是由精細合金製成，手術時會經由導管及導線送至動脈，再藉由支架上的氣球擴張，讓支架留在血管壁裡，血流就能從裡面經過。

現在，置放覆膜血管支架的方式，又是一個新的進展。

對動脈瘤患者來說，「開窗立體主動脈覆膜支架」就像是在病灶裡貫通了一個隧道，讓血液可以流經其中，並將開窗處對準重要器官的血管分枝口。不過，若要實際執行，施俊哲強調：「主動脈瘤覆膜支架開的窗戶位置要很精準，若開錯可能會擋住血管的出口，引起器官壞死。」

## 一站式醫療不只適用心血管疾病

除了心血管疾病，根據統計，五十歲以上的男性，約五〇%有攝護腺肥大的困擾。當攝護腺組織細胞逐漸增生，造成尿路阻塞，上廁所就會開始滴滴答答，感覺老是尿不乾淨。此時，一站式醫療也能發揮治療功效。

攝護腺肥大可藉由口服藥物或手術治療，後者雖然成效較好，但攝護腺組織刮除手術不但會破壞原本的結構，引發性功能障礙、尿失禁等問題，患者術後疼痛感也很明顯。有鑑於此，醫界發展出攝護腺動脈栓塞術，將細微的導管由股動脈穿入，再將栓塞用的微晶球經由導管傳至前列腺動脈，利用堵塞前列腺血管的方式，讓肥大的前列腺組織壞死、萎縮。

「現代醫療發展突飛猛進，除了醫療人員的專業，高科技設備扮演的角色也愈來愈重要，」施俊哲表示，先進的儀器不但可以協助手術進行，也有助於縮短年輕醫師訓練的時間，對醫師或患者都是利多。

# Q 05 常見的癌症治療方式為手術、化療及放療等，是否還有更新、更有效的方式？

A

根據二〇二〇年國人十大死因統計，癌症不但已連續三十九年蟬聯榜首，且每年新增癌症患者十一萬人，死亡人數也高達五萬零一百六十一人。然而，癌症治療似乎沒有一體適用的神奇藥方，發現時間、病灶部位、身體狀況……，許多因素都會影響治療成效。民眾想要成功抗癌，是否還有更有效的方法？

北醫大醫學系教授、臺北癌症中心前院長李冠德表示，目前癌症治療還是以開刀、化療、標靶及放射線等標準治療方式為主，但癌症晚期或困難癌症患者經由常規治療後，若效果不佳或復發，則可考慮進一步採用免疫療法或細胞治療。

免疫療法是將患者的免疫T細胞取出體外，改造並且變強後，再輸回體內對抗癌細胞；細胞治療則是抽取樹突細胞（DC）、自然殺手細胞（NK）、自然殺手T細胞（NKT）等，在體外大量培養。

雖然兩種方法都可用於癌症治療，作用方式卻截然不同。

## 免疫療法與細胞治療抗癌方式大不同

「癌細胞會削弱我們的免疫能力，為了對抗癌症，需要想辦法將免疫系統的防禦能力提升回來，這就是免疫療法；另一個方法則是增加能殺死癌細胞的細胞，也就是細胞治療，」北醫大總顧問何弘能以淺顯易懂的方式解釋。

譬如，T細胞是淋巴細胞的一種，也是對抗癌症的免疫細胞之一，但腫瘤細胞會分泌PD-L1蛋白，與T細胞上的PD-1結合，抑制T細胞的攻擊力；而二〇一八年諾貝爾生理及醫學獎得主本庶佑發現了PD-1免疫檢查點機轉，研發出能阻斷PD-L1蛋白活性的抗體，讓T細胞保持活化，持續殲滅癌細胞。

北醫大細胞治療與再生醫學研究中心執行長黃彥華進一步補充，免疫療法是透過施打抗體藥物，達到辨識並攻擊癌細胞的效果，近年來也有不少治療癌症的新藥上市，如：小分子抗癌藥、抗體藥物。不過，年紀較大或免疫力較差的患者，T細胞的能力本就很弱，對於阻斷PD-L1蛋白活性的抗體藥物反應不佳，免疫療法幾乎發揮不了作用，細胞治療就成為這類癌者患者的新希望。

## 毋須擔心排斥問題

李冠德指出，原本身體裡就有免疫細胞，但數量不夠又有惰性，因此必須在體外繁殖並且活化，再注射回患者體內。「自體免疫細胞是取自己血液中的細胞，沒有排斥的問題，和使用別人的異體細胞相比，反倒更加安全，」何弘能補充。

以樹突細胞為例，它屬於抗原呈現細胞，它會先去吃腫瘤碎片（癌細胞抗原），因為身上帶有腫瘤抗原，能負責訓練T細胞去辨識腫瘤細胞。不過，如果樹突細胞同時吃掉腫瘤細胞及正常細胞的碎片，可能導致T細胞出現敵我不分的狀況。

以北醫大而言，目前較常採用的是細胞激素誘導殺手細胞（CIK）治療，應用在胰臟癌、肺癌及大腸癌等。CIK免疫細胞治療會先從周邊血液抽取單核球，

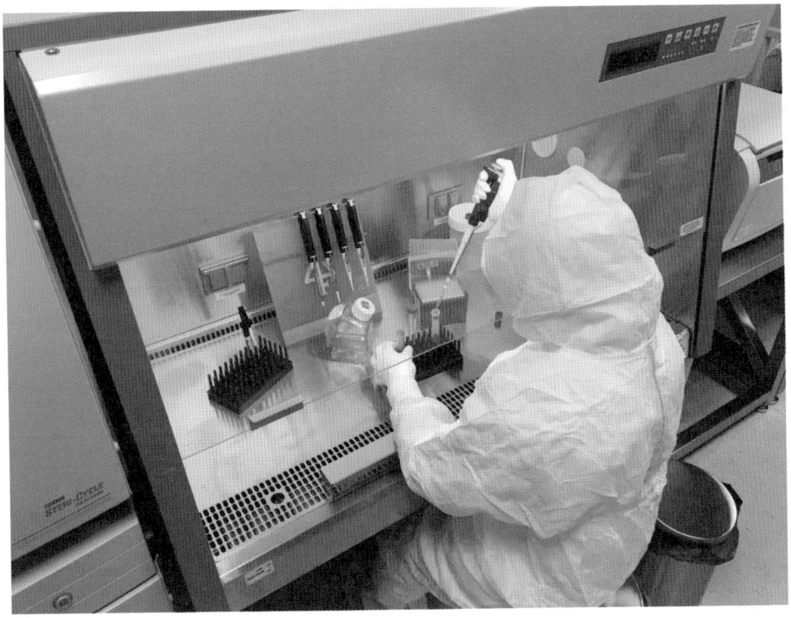

“次世代細胞療法取材自患者本身的細胞，但經過基因改造，功能相對提升。”

給予強化激素刺激，誘導分化成NKT、NK及T三種免疫細胞。

「因為同時具備三種細胞，所以CIK『打人』的力道很重，」黃彥華以「打群架」來形容自體CIK免疫細胞，T與NKT細胞的辨識能力較佳，可以知道該攻擊哪裡，如果遇到靶向不明的狀況，還可以靠NK細胞「放毒」來毒殺癌細胞。不過，雖然都稱為CIK免疫細胞治療，但各家的NKT、NK及T細胞濃度比例皆不相同，療效可能也有所差異。

黃彥華補充，CIK裡的NK細胞如果有表現蛋白CD-16，就具備結合抗體的能力，釋放毒素的能力也會更強，被視為較優質的CIK。如果癌症患者使用抗體藥物，再把優質的CIK當成輔助療法，對抗癌症的效果會更顯著。當醫師了解患者的腫瘤環境，可以視狀況調整前述三種免疫細胞的比例，以增加療效。

## CIK治療涵蓋十二種癌別

目前北醫正進行的CIK治療涵蓋十二種癌別，包括：第四期胰臟癌、肝癌、肺癌、乳癌等，目前已治療將近九十例以上的病人，癌症控制率大約七成左右。「治療第四期胰臟癌患者，我們使用CIK免疫細胞療法後，平均存活時間達十五個月，比國際上的六個月高出許多，」李冠德指出，細胞療法只要能精準用對病人，都能達到不錯的療效。除此之外，細胞治療技術也在持續演化，「次世代細胞療法」就是細胞治療的新興領域。這種方式同樣取材自患者本身的細胞，但經過基因改造，功能更為強大，包括：CAR-T細胞及TCRT療法等，也可以利用癌症患者的特殊腫瘤新抗原來活化免疫細胞。

以CAR-T治療為例，是從患者身上取出免疫T細胞，並且嵌進能辨識癌細胞的基因，之後再打回體內。經過改造的T細胞不但能夠辨識自身細胞與外來異物，也有很強的腫瘤攻擊力。

不過，這些療法很多都尚在試驗階段，技術門檻高，費用也非常昂貴。李冠德進一步談到，北醫臨床試驗項目主要以次世代細胞療法為主，例如，將CAR-T細胞療法使用於第四期淋巴癌，結果顯示原本標準療法完全沒作用的患者，改用CAR-T細胞療法後，身上的癌細胞完全消除。

此外，他也坦承，次世代細胞療法儘管成效顯著，卻也容易引發免疫風暴，可能造成嚴重副作用，必須在有經驗的醫師治療下，才能安心採用。

# Q06 傳統放療效果不佳，可以改用質子治療嗎？

A

癌症常規治療包含了手術、藥物及放射治療等，其中，放射治療目前的主流方式是利用直線加速器產生光子射線，定位至腫瘤部位，殺死癌細胞，但腫瘤周遭的正常器官仍可能受放射劑量影響而引起不同程度的損傷；而質子治療，雖然也屬於放射治療領域，但能量可集中在腫瘤部位釋放，大幅降低鄰近正常組織的劑量，減少副作用發生的風險。

北醫附醫放射腫瘤科主任李欣倫指出，一般放射治療多採用光子放射線，是將高能量的光子射束聚焦於腫瘤所在位置，擊殺癌細胞，但在照射所經的路徑上，難免被中、低劑量的輻射波及，可能造成照射範圍內的正常細胞受傷，引發不同程度的副作用。

## 質子治療風險相對較小

相較於此，質子治療是利用經過加速的質子射束來消除癌細胞，進入人體時只會釋出低能量，抵達設定好的治療目標深度後，才會釋放所有能量攻擊癌細胞。

簡言之，因為放射能量在指定的部位一次用盡，在治療目標後方不會有殘餘的放射能量，因此不會造成正常細胞傷亡，副作用的風險也減少很多。

國際文獻已有記載，相較於一般放射治療，質子治療對於顱底腫瘤、小兒腫瘤、肝癌等，有較佳的劑量分布，副作用風險也較低。根據統計，目前全球已有超過二十二萬位患者接受過質子治療，也逐漸累積不少和抗癌藥物的搭配經驗。

現今國際上已逐步將質子治療的應用拓展到頭頸癌、攝護腺癌、乳癌等常見癌症，預期未來將涵蓋一般放射治療適應症，而針對傳統放射治療效果不佳的癌種，也有機會利用質子治療來嘗試突破。

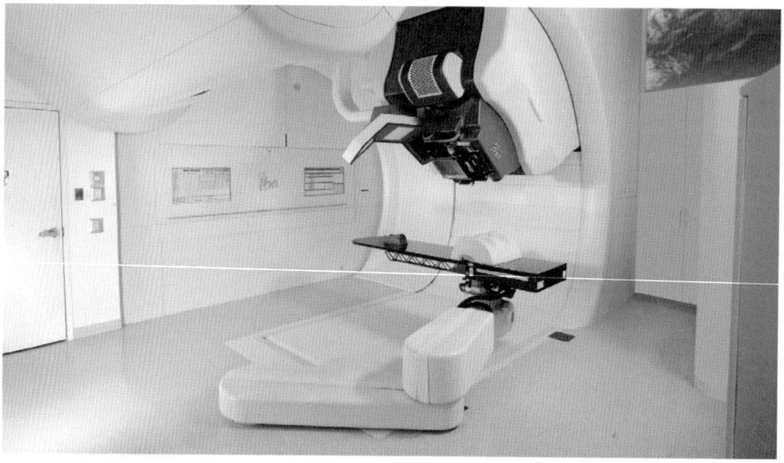

“第四代超導型質子治療機的體積約只有傳統機型的五分之一，在市區也能建置，方便民眾就醫。”

看準質子治療的優勢，北醫大在二〇一三年就由現任北醫附醫院長、時任北醫附醫癌症中心主任邱仲峯組成籌備小組，在二〇一七年正式開始建置質子中心。

「我們是全球極少數位於市中心的質子中心，」邱仲峯指出，傳統質子治療占地非常廣，需要約莫一個足球場的空間，因此大部分醫院選擇將質子治療中心蓋在郊區，鮮少選擇設在土地價值寸土寸金的市區。然而，對於原本就身體較虛弱的癌症患者而言，每次都要舟車勞頓前往治療，非常不方便。

有鑑於此，北醫附醫選用了第四代精緻型超導型質子治療機，體積只有傳統機型的五分之一，因此可以建置在位於台北市信義區的北醫；此外，北醫的質子中心也是全球首見的全地下化建築，設有最嚴格的防輻、防震和防洪標準以確保安全。

李欣倫指出，北醫所引進的是最先進的超導型質子治療機，整合搭載超導型迴旋加速器、六維機械手臂治療床等先進軟、硬體，大幅優化工作流程，可以快速、精準、有效率的完成治療。「這不但是全國第一台，也是亞太區第一台搭載錐形射束電腦斷層影像導航的精緻型質子機，」李欣倫強調，有別於過去質子治療被歸為單獨的治療計畫，北醫結合臺北癌症中心，將整合質子合併化療、標靶、免疫，以及熱療、細胞治療等先進的癌症治療方式，提供患者更多抗癌選項。

Q07

## 家人罹癌必須化療，有什麼方法可以提升治療效果或減少副作用？

A

癌症一旦轉移至腹腔、腹膜，除了可能四處擴散，再加上腹腔因為有腹膜保護，治療難度較高，且化療藥物經由血液再到達腹腔時，濃度可能只剩三〇%，因此藥物治療效果有限，以往會被視為癌症末期，通常不會再積極治療。

針對腹腔轉移的癌症，大部分傳統治療方法的效果有限，不過，近年來醫界開始採用腹腔溫熱治療，利用腹腔循環熱水，搭配化療藥物來毒殺腹腔內的癌細胞。

其實，早在三十多年前，國外就開始嘗試用熱水灌注在癌症病人腹腔，利用加熱方式讓癌細胞死亡。台灣最早引進溫熱療法的醫師，就是現任萬芳醫院副院長謝茂志。

這幾年，腫瘤熱療法被視為熱門的癌症輔助療法之一，但它的起源其實非常早。大約西元前一千五百年，埃及就有利用「熱」來治療乳房腫瘤的記載；一九七〇年代左右，醫學研究也發現，溫度達到攝氏四十二．五度左右，腫瘤細胞就會開始死亡。

「熱療法就是燙死癌細胞，」謝茂志回憶自己一九九二年到日本進修胃癌治療技術，其中就有「溫熱療法及腹膜剝離」的特殊治療方式，不過當時全世界進行這種診療的醫院還非常少。

然而，高溫可以消滅癌細胞，難道不會對正常細胞造成傷害？

## 溫熱療法不會殺死正常細胞

「攝氏四十二、四十三度左右，是最適合殺死腫瘤細胞、又不會燙傷自己的溫度，」謝茂志指出，通常泡溫泉的溫度約在攝氏三十八度至四十二度左右，而攝

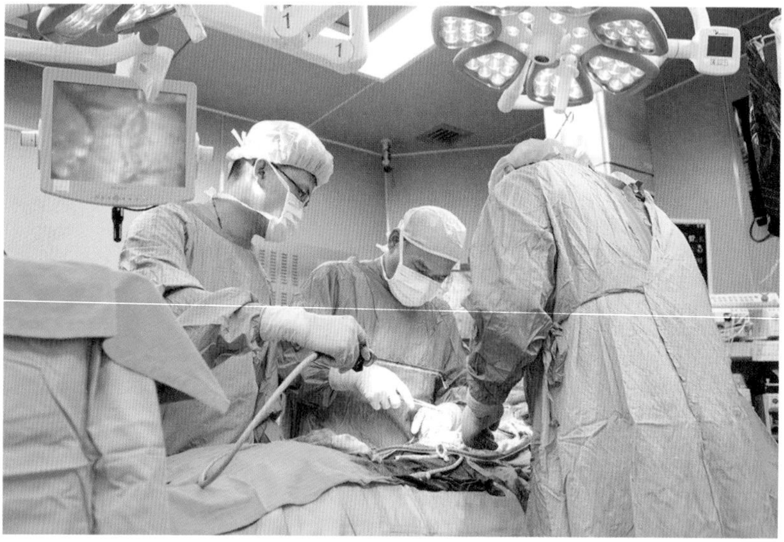

“溫熱療法是利用加熱方式讓癌細胞死亡，能加成化療、放療的效果。”

氏四十二度、四十三度是人體皮膚可以承受的溫度，沒有燙傷的危險。

謝茂志進一步說明，當人體溫度升高，為了散熱，會出現一些生理反應，例如：微血管擴張、呼吸及心跳加快、尿液增加等，但腫瘤內部血管血流分布不均，無法像人體一樣透過血液循環來降溫，因此，遇到高溫時，腫瘤會因為散熱效率不佳，導致溫度持續上升。如果一直加熱，腫瘤就會因為氧氣供給量不足、廢物堆積細胞內等種種因素，造成癌細胞相繼死亡。

不過，謝茂志也經常提醒患者，溫熱療法的效果是一體兩面，因為雖然溫度愈高、愈容易燙死癌細胞，但溫度太高確實也可能讓身體正常組織壞死，所以需要有經驗豐富的醫師負責執行，才能確保療效與安全。

## 愈早開始愈好，但須先評估心肺功能等狀態

進行溫熱療法大約需要持續一至兩個小時，患者會在全身麻醉狀況下接受腹腔內溫熱療法，不會感到不適或痛苦。但是，和其他癌症治療一樣，為了避免癌細胞一直傷害身體，溫熱療法也是建議愈早開始愈好。

不過，謝茂志提醒：「想做溫熱療法的患者，應該先評估自己的心臟、肺臟、腎臟功能，以及營養狀態、年紀等條件，是否適合這種治療方式。」進行熱療法時，體溫會升高、心跳會加快、尿量排出也會增加，由於癌症患者體質都較虛弱，若再加上高齡等因素，身體可能會承受不住，因此通常是對於心肺功能正常的患者，醫師才會建議可以考慮。

至於癌細胞已在腹腔內擴散的患者，謝茂志建議，可先以外科手術切除大多數的腫瘤，接著再用含化療藥物的溫熱液體浸泡腹腔，殺死殘餘的腫瘤細胞。

目前已有許多醫學研究顯示，溫熱療法合併化療或放療，治療效果將大幅提升兩、三倍。至於適合腹腔熱化療的癌別，包括：原發性腹膜間皮瘤，以及腹膜轉移之大腸直腸癌、胃癌、卵巢癌、闌尾癌、腹膜偽黏液瘤等。

這樣看來，溫熱療法幾乎可以完美治療癌症，沒有任何缺點？

其實並不盡然。溫熱療法併發症發生的比例約在三〇%左右，即使在萬芳醫院，憑藉長期累積下來的治療經驗，已將併發症比例降至二〇%以下，但仍有一定風險，這也是過去溫熱療法無法普及的原因之一。但是，「對於困難癌症或癌末病人而言，只要還有機會，都會想要試看看，」謝茂志推廣溫熱療法的初衷，就是希望能給癌末患者多一線希望，讓他們的生命得以延續。

## 非腹腔腫瘤也可能適用

除了腹腔熱化療之外，萬芳醫院熱療中心還提供「深層透熱治療」及「表層透熱治療」，讓腫瘤熱療法不只能用在腹腔，也能應用至全身。

深層透熱治療屬於局部非侵入性療法，在配合化、放療過程中，以電磁波射頻聚焦在腫瘤癌細胞，讓溫度加熱至攝氏四十度至四十三度左右，干擾癌細胞DNA修補及複製，以減少癌細胞數量，並且提升化療、放療的效果，較適合膀胱癌、子宮頸癌、直腸癌、深層骨盆腔惡性腫瘤等。

表層透熱治療也是局部非侵入性治療，利用微波加熱的方式，來治療體表三公分以下的腫瘤，因此較適合乳癌、頭頸癌、皮膚黑色素瘤等。

溫熱療法雖不是新的癌症治療技術，但因為能加乘化療、放療的效果，目前也成為癌友們的新希望。

# Q08 肺癌是台灣致死率最高的癌症，有方法及早揪出病灶嗎？

A 肺癌是國人癌症的頭號殺手，每年皆增加一萬多個病例，死亡率更占了全部癌症的二〇%，高居所有癌症之首。肺癌有「沉默的殺手」之稱，因為罹患初期幾乎沒有任何症狀，等到就醫確診時，通常已經三、四期，無法以手術治療，死亡率也跟著提高。

目前政府補助符合資格的民眾做四癌（大腸癌、口腔癌、子宮頸癌及乳癌）篩檢，而肺癌長期占據國人癌症死因第一名，國健署與專科醫學會於是在二〇二一年共同研議將肺癌篩檢納入補助，預計二〇二二年上路，增加早期發現、早期治療的機會。

北醫大副校長陳震宇指出，「能夠治癒的肺癌大多屬於早期癌，因為能夠藉由手術完全切除，預後效果不錯；如果延誤至肺癌後期才就醫，往往療效不彰，即便使用標靶藥物，產生抗藥性的機率也很高，患者的存活率並沒有提高太多。」

## 低劑量電腦斷層掃描安全又精確

想要避免肺癌威脅性命，最重要的還是定期健檢，利用低劑量電腦斷層掃描（LDCT）來揪出病灶。低劑量電腦斷層大約掃描一分鐘左右，即可產生三百張橫截面影像，每張影像約一毫米厚，比頭髮還薄，可以檢查出二到三毫米以上的肺結節。

和胸部X光相比，低劑量電腦斷層掃描可以更精確找出較多早期肺癌患者，有些原位癌患者或許只要手術治療即可，不必再經歷化療或標靶治療。

然而，電腦斷層掃描的輻射劑量會不會很高？

對於這個民眾經常疑慮的問題，陳震宇解釋：「標準電腦斷層掃描屬於高解析度，每次輻射劑量大約七至八毫西佛左右，肺癌篩檢使用的低劑量電腦斷層掃描，劑量多在一至二毫西佛之間，體型較嬌小的患者，甚至低於一毫西佛，相當於四至五張胸部X光而已，因此是很安全的。」

不過，低劑量電腦斷層掃描雖是篩檢肺癌的好幫手，但檢視大量的影像畫面，卻是影像科醫師的沉重負擔。

## AI輔助可以提升診斷效能

「一個人做一次一分鐘的低劑量斷層掃描，產生三百張影像畫面，如果以人工的方法一張張檢視，對雙眼是極大的負荷，也較容易出現失誤，」陳震宇解釋，肺臟組織裡有許多血管，而這些血管的橫切面和肺結節十分接近，要在眾多長相類似的點狀物裡找出肺結節，再加上還有冠狀、矢狀切面的影像，加起來至少有五百多張影像畫面需要層層檢視。」

為了協助醫師及早發現肺癌，北醫開始研發AI輔助診斷系統，期望開發出兼具高準確度及效能（快速）的工具。

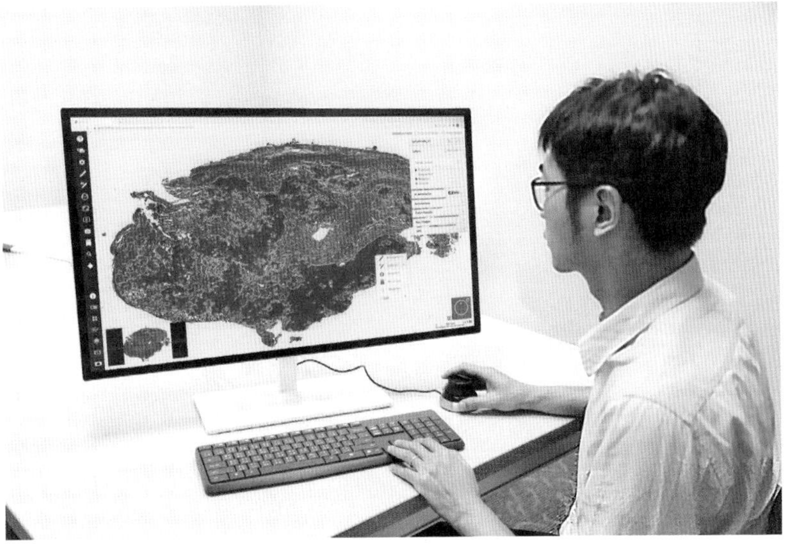

“利用巨量影像資料庫訓練 AI 深度學習，不僅可以減輕醫護人員的工作，還能提高判讀精準度。”

陳震宇提到，二〇一七年北醫附醫參與科技部的巨量醫療影像計畫，開始建置肺結節影像資料庫，邀請十位有經驗的主治醫師，一起以人工標注肺結節的電腦斷層掃描影像，讓ＡＩ模型學會肺結節的特徵。

此外，醫師們也在影像上進行ＤＩＣＯＭ-ＡＩＭ語意標注。陳震宇解釋，ＤＩＣＯＭ-ＡＩＭ是由美國史丹佛大學提出的醫學影像標注方法，將電腦斷層影像與肺結節的型態特色語意描述結合，用來訓練深度學習模式。ＤＩＣＯＭ是一種醫療數位傳輸協定，ＡＩＭ則是在標注病灶時，加上文字敘述，例如：形狀、有無鈣化或纖維化等。

不僅如此，北醫還將過去二十年、超過九千張的肺部腫瘤組織病理玻片，也全部掃描成數位影像並進行標注癌細胞，結合基因庫，建立了龐大的肺癌影像基因資料庫，交由ＡＩ不斷反覆訓練、學習。

「ＡＩ辨識系統可以迅速從眾多影像中，比對、分析，找出肺結節的位置，」陳震宇指出，ＡＩ能做的不只是揪出病灶，還能判讀腫瘤屬於良性或惡性的機率，並且根據國際標準臨床處置報告《LungRad》，提供醫師治療建議。

「將ＡＩ應用於醫療，可以減輕醫護人員的工作，並且提高判讀精準度，」

但陳震宇強調，「開發ＡＩ辨識系統並不是為了取代醫療人員，而是當成輔助的工具。」

事實上，ＡＩ判讀結果並非百分之百正確，醫師在診斷或治療患者時，還是必須以自己的專業為主，此外再參考ＡＩ的分析報告，並且和患者與家屬溝通，以決策分享的模式，一起決定最適合的治療方式。

## Q 09

# 罹患肺癌卻不適合開刀，是否有其他治療方法可提高存活率？

A

不管是死亡率、晚期發現率或是醫療支出，肺癌都是所有癌症之中最高的，因此被視為癌症中的「三冠王」。台灣肺癌發生率成長快速，無論男性或女性患者皆大幅攀升，而且有七成患者發現時已是晚期，增加治療的困難度。

二〇〇〇年以前，肺癌的治療方式主要是化學治療，也就是以藥物來毒殺癌細胞。不過，化療的特性是「通殺」，除了癌細胞之外，也會損傷人體的正常細胞，引發副作用。

「化療的劑量拿捏很重要，因為希望能多殺一些癌細胞，對正常細胞的傷害也要愈小愈好，」北醫大研發長李岡遠擁有豐富的肺癌治療經驗，分享自己多年來的臨床心得表示，「化療無法使用太高劑量，但肺癌細胞容易轉移、影響範圍較大，因此化療對肺癌細胞的殺傷力可能不夠強大。」

## 並非所有患者都適合免疫療法

「大約二〇〇〇年左右，肺癌的標靶治療開始出現，朝精準治療發展，」李岡遠說明，精準治療進行標靶治療前，需要先檢測腫瘤是否有特別的基因突變或變異，若能掌握是哪個基因主宰腫瘤生長，找到適合標靶藥物的機率就很高，並且能進一步封鎖腫瘤生長基因，讓癌細胞凋亡，但又不會對正常細胞產生影響。

他進一步解釋：「同樣是肺癌患者，因為腫瘤突變的基因不同，標靶用藥也不一樣，這就是精準治療的概念。」簡言之，精準醫療就是朝個人化治療邁進，不再是所有患者都採用相同的療程。

此外，近十年來，免疫治療崛起，也就是「透過我們自己的免疫細胞，去殺死腫瘤細胞，而不是借助外來藥物，」李岡遠說明，只要是利用身體的免疫系統達到治療腫瘤的作用，都可稱為「免疫治療」，譬如利用施打激素的方式刺激免疫細胞活性，進而達到消除癌細胞的作用。

尤其，「『免疫檢查點抑制劑』是在眾多免疫療法中，廣為證明相當有效的方式，」李岡遠指出，治療肺癌常用的是PD-1及PD-L1抑制劑，免疫細胞裡的T細胞有「PD-1分子」，腫瘤則表現為「PD-L1分子」，二者相結合會抑制T細胞的活性，喪失攻擊癌細胞的能力，「免疫檢查點抑制劑抗PD-1或抗PD-L1單株抗體，就是將PD-1分子及PD-L1分子之間的連結阻斷，重新活化T細胞，恢復它攻擊癌細胞的能力。」

化療或標靶治療終究會因抗藥性而缺乏長期療效，此時，免疫治療便有相對優勢，「只要用在對的患者身上，療效就可以維持非常久，甚至長時間不會再復發，」李岡遠說。

然而，免疫療法未必適合所有患者。李岡遠形容，免疫檢查點就好像「踩剎車」一樣，讓T細胞攻擊癌細胞的能力被暫停，而抗體具有釋放剎車的作用，讓T細胞的攻擊力不再受限，但人體免疫系統非常複雜，牽涉相當多環節，免疫檢查點抑制劑未必都能發揮作用。

「如果一部汽車僅有剎車出狀況，只要解決這個問題，就能讓車子的功能恢復正常；但如果有問題的不止是剎車系統，光釋放剎車是不夠的，」李岡遠解釋，「大約只有五分之一的肺癌患者對免疫檢查點抑制劑療法有反應，因此需要精準找出適合的族群，才能發揮療效。」

## PD-L1分子表現愈多的腫瘤，免疫療法效果愈好

找出適用對象的方式，是先將患者的腫瘤細胞染色，從顏色變化來確認是否帶有PD-L1分子。由於PD-L1分子表現在癌細胞的細胞膜，染色後如果多數癌細胞邊緣出現一圈顏色異常的部分，就可確認是適合這種療法的患者。

「PD-L1分子表現愈多的腫瘤，免疫療法的效果愈好，例如，若一百顆腫瘤細胞裡出現五十顆以上染色異常的細胞（判讀為大於五〇%），施打免疫檢查點抑制劑可能會比較有效，若未做檢測則約只有二〇%的機率可能有效，」不過，李岡遠坦言，即使找到腫瘤PD-L1分子表現比例很高的患者，也大約只有一半

左右能被治癒。

## 搭配化療可望提升存活率

對許多肺癌患者而言，免疫檢查點抑制劑療法並非百分之百有效，因此還是需要搭配其他療法。現今最常見的，是跟化療一起進行，能有效提升存活機率。

目前有藥物可使用的免疫檢查點，除了PD-1之外，還有CTLA-4，因此也有患者以PD-1搭配CTLA-4免疫檢查點抑制劑，以雙免疫治療或雙免疫搭配化療來提升療效。已有不少臨床實證顯示，這些療法都具有成功治癒癌症患者的可能。此外，李岡遠提到：「愈來愈多嶄新的免疫治療藥物已經進入臨床試驗，有些已呈現令人雀躍的初步結果，例如：抗TIGIT抗體。」

李岡遠的肺癌患者中，有一位七十多歲的老菸槍，肺部長了一顆十公分左右的惡性腫瘤，並且已經出現轉移。因為免疫治療費用高昂，患者無力負擔，原本只能選擇採用傳統的化療，可是，對年紀較大的患者而言，化療副作用出現機率較高，在體質虛弱的情況下，可能不堪負荷。

此外，老先生屬於鱗狀上皮細胞肺癌，化療成功機率不到二〇%，即使一開始有效，大約半年左右也可能復發，並且出現抗藥性。剛好李岡遠手上有一個全球臨床試驗案，和老先生討論可行性後，就邀請他參與免疫檢查點抑制劑療法的臨床試驗。因此，這位患者當時並沒有進行化療，而是直接使用免疫療法，至今五、六年過去，癌症都未曾再復發。

儘管癌症長年高居國人十大死因之首，但隨著精準醫療發展，癌症治療新藥不斷推陳出新，除了讓癌症的治療選擇更多，也能降低副作用的機率，對患者而言可說是一大福音。

10

Q

# 家人罹患肺纖維化，常莫名咳嗽、氣喘或感覺疲累，有沒有方法可改善？

A

俗稱「菜瓜布肺」的肺纖維化，早期症狀不明顯，發生後卻又很難逆轉，加上致死率比肺癌還高，是胸腔科醫師眼中最可怕的殺手。再加上，過去沒有適合的藥物可以治療，因此常被視為不治之症。

## 肺部發炎、受損後結疤可能導致纖維化

如果把肺臟想像成一串葡萄，最上端的樹枝是支氣管，末端一顆顆的果實就是

肺泡，是負責氧氣交換的場所。一顆顆葡萄與葡萄之間細小的縫隙是肺間質，也是肺纖維化主要發生的地方。

當肺部發炎、受損時，正常的身體自我修復若不成功，常會導致纖維化，也就是俗稱的結疤，如果長時間不斷持續發炎，疤痕就會增厚、變硬，讓原本柔軟的肺部變得纖維化，失去延展性和彈性。

造成肺纖維化的原因眾多，包括：自體免疫疾病、空汙、感染等。比較值得注意的是，「將近一半的患者屬於特發性肺纖維化，也就是造成原因不明，這些病人的肺部並沒有明顯的發炎跡象，卻產生很廣泛的肺纖維化，」北醫大研發長李岡遠提醒。

所謂自體免疫疾病，李岡遠指出，像是類風濕關節炎、僵直性脊椎炎等，又稱為結締組織疾病，患者的免疫系統會攻擊自己的身體，有時會影響到肺部，造成間質性肺炎；又譬如像是新冠肺炎，患者因為病毒感染，導致肺泡嚴重受損，肺間質也會開始纖維化，病情較嚴重者甚至整個肺部都呈現纖維化現象。

「如果能夠及早發現肺纖維化，並找到病因，是有機會逆轉的，」李岡遠說。

不過，他也坦言：「如果肺纖維化發生的時間很短、被破壞的範圍很小，身體有能力完全修復好，肺部就能恢復正常；相反，如果肺間質已經受到嚴重破壞，想要完全修復就很困難。同樣的道理，有些新冠肺炎患者因為肺纖維化初期就開始接受治療，逆轉的可能性就很高。」

## 肺纖維化致病原因多元

當懷疑病人可能罹患肺纖維化，通常醫院會先進行高解析度電腦斷層掃描，以了解患者肺部的情況。此外，以雙和醫院為例，還會以支氣管鏡灌洗患者肺泡裡的細胞，並且進行免疫細胞檢驗，以判斷致病原因及後續治療方式。

肺纖維化致病原因多元，需要跨專科的照護，因此，雙和醫院會召集胸腔科、風濕過敏免疫科、放射科、病理科等醫療人員，成立肺纖維化治療多專科團隊。除了利用各專科醫師的強項來共同診斷及治療，也期望以輔助治療的方式，協助已確診的患者提升肺功能。例如，透過呼吸治療師提供肺復原治療，讓患者增強體力，減少活動時喘、累等情況。

此外，由於雙和醫院積極參與國際合作的新藥試驗，患者也有機會藉此參加臨床實驗，提早嘗試最新的治療方式。

## 標靶藥物能有效阻止惡化

想要避免肺纖維化持續惡化，最重要的是找出致病原因，並且接受治療。例如，類風濕關節炎患者，如果能有效控制自體免疫疾病，就能阻止肺纖維化繼續發生，甚至讓肺功能稍微回復。

然而，「特發性肺纖維化因為原因不明，所以無法完全阻止它繼續惡化，」李岡遠表示，在標靶藥物出現之前，特發性肺纖維化幾乎無藥可醫，醫界曾嘗試使用類固醇或抗氧化劑來治療，但都沒有明顯療效，直到二〇一七年，衛福部核准上市兩種標靶藥物，已被證實能夠有效延緩肺纖維化。

兩種標靶藥物的作用模式，一種是以阻斷導致肺纖維化的細胞分子「乙型轉化生長因子（TGF-β）」路徑的方式，達到抗纖維化的作用；另一種標靶藥物則是能同時抑制數個生長因子的受體，原本用於治療癌症，但肺纖維化致病機轉與其相似，因此也有療效。

除了標靶藥物，民眾近年常聽到的另一個名詞，是幹細胞治療。這種療法對治療肺纖維化有用嗎？

## 幹細胞治療可改善病程

北醫大醫學院院長郭漢彬以院內收治的新冠肺炎患者為例指出，有五位因常規治療失敗，出現呼吸衰竭現象，另有十九位患者因治療效果不彰而住進加護病房，不過，「呼吸衰竭的五位患者利用幹細胞治療後，發炎指數明顯下降。」

他進一步說明，如果將對照組分為存活組及死亡組，利用幹細胞治療的存活率可達到一〇〇%，沒有用幹細胞治療的存活率則呈現逐漸下降的趨勢，死亡率達到四〇%。

此外，北醫附醫針對患者進行免疫圖譜分析，先將細胞取至體外，然後把每顆細胞都染成三十六種顏色，再從中觀察不同免疫族群的變化。結果發現，經由幹細胞治療，引發新冠肺炎患者免疫風暴的來源被消除了，而負責免疫調節的細胞則增多，同時還產生了專門對抗病毒的免疫細胞。

「研究顯示，幹細胞便是經由這些作用，改善新冠肺炎病程，並且避免肺纖維化繼續惡化，」郭漢彬以新冠肺炎做為例子，說明幹細胞的作用原理。

以往，當治療遇到瓶頸，醫師可能束手無策；現在，透過新的藥物或療法，不但能讓患者多一種治療選擇方案，經常還能獲得意想不到的療效。

# 抗老逆老

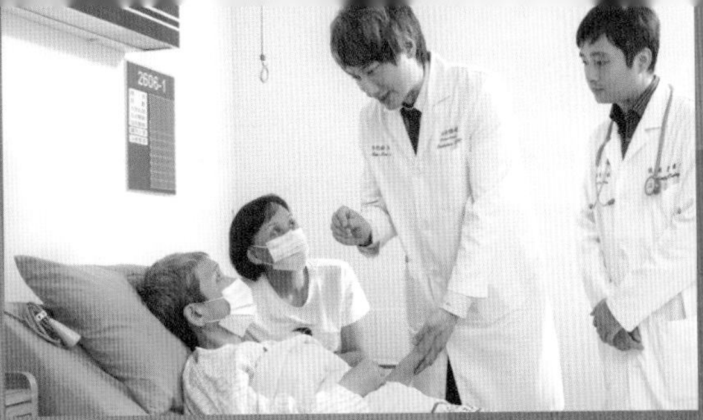

台灣已進入高齡社會，
預計於二〇二五年邁入超高齡社會。
未來，除了長壽，
如何能活得健康、有活力？

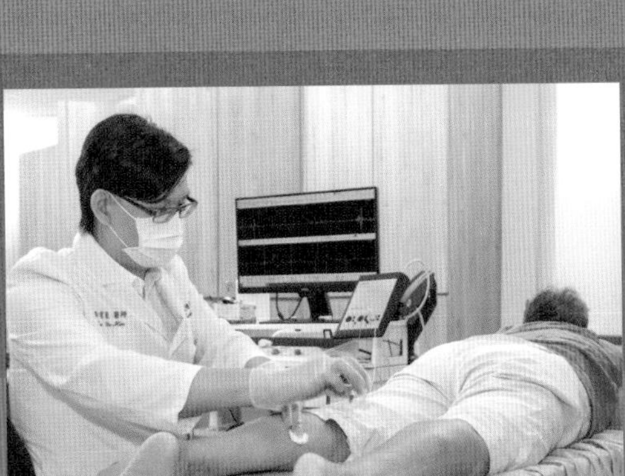

## Q 01 家裡長輩行動力變差，懷疑可能是骨鬆或肌少症，有沒有簡便的方式可以檢測？

A

很多長者不知道自己是骨鬆或肌少症患者，直到骨折進醫院檢查，才知道為何只是一個彎腰撿東西的簡單動作，居然就骨折了。萬芳醫院骨科主治醫師陳昱斌指出，骨質與肌肉量會在老化過程中流失，而在流失過程中，患者沒有任何感覺，常要等到骨質流失到一定程度，骨頭強度耐受性下降，以及因肌肉流失而無法好好維持平衡，導致經常跌倒後，才感到不對勁。

他舉例，有位八十多歲的阿嬤，只是彎下腰關電扇，一時無法平衡直接坐在地上，就大腿骨斷裂。骨質密度負二．五即是骨鬆症，陳昱斌口中的這位阿嬤，檢查後的骨密是負七．一，已是嚴重骨鬆，同時還有肌少症。後來，在兩個月的藥物治療期間，阿嬤又發生腰椎骨折，而這樣的情況並非個案，因為，「一旦有嚴重骨鬆和肌少症，就會不斷發生跌倒乃至骨折，形成惡性循環。」

事實上，骨鬆症一直是流行病學的重大議題，世界衛生組織認定，骨鬆症是全球僅次於冠狀動脈心臟病的第二大重要流行病；國健署的調查也顯示，骨鬆症是六十五歲以上老人常見慢性病的第四名，又被稱為「隱形殺手」。

## 要減少傷害可從改善居家環境入手

國健署的二〇一五年至二〇一八年「國民營養健康狀況變遷調查」，針對五十歲以上民眾透過雙能量X光吸收儀（DXA）量測他們的骨質密度，結果發現，隨著年紀增加，骨鬆症患者隨之增加，且女性比例高於男性。

在這項調查中，七十五歲以上男、女骨鬆的比例分別為一九．四%、二九．三%。換言之，七十五歲以上的銀髮族，男性中每五位將近一位有骨鬆症，女性更高達近三成有骨鬆症。

至於肌少症，根據國健署調查，台灣六十五歲以上老人肌少症盛行率，男性為二三・六%，女性為一八・六%。

有鑑於此，萬芳醫院於二〇一七年成立「脆弱骨折防治網」，針對已發生髖部骨折、脊椎或骨鬆骨折的患者，及早提供藥物治療；從二〇二〇年年底開始，骨科醫師更在週日帶隊，針對高風險跌倒患者進行居家訪視，檢視患者家中是否有防跌設施、充分照明等，降低再次發生意外的風險。

「脆弱骨折防治網」實施幾年後，經統計，萬芳醫院的骨鬆治療率從原先的二二・八%上升至七二・三%，「一年內再次骨折發生率」從一四・七%降至四・九%，「骨折後一年死亡率」則從一七・九%降至一一・八%。

## 找出骨鬆或肌少症原因才能降低死亡率

陳昱斌曾比喻「骨鬆症與肌少症是老人骨折的『雙子殺手』」，這句話或許並不為過，因為他從萬芳醫院的研究發現，骨折患者的髖部相當脆弱，有高達五成的髖部骨折患者有肌少症，「骨鬆加上肌少症，讓許多長者很容易因為一個跌倒而骨折，而髖部骨折常被認為是『壓垮老人的最後一根稻草』，一年後的死亡率高達兩成，可回復到受傷前狀態者也不到五分之一。」

尤其，文山區是台北市老化程度排名第三的社區，許多長者骨折後，骨科醫師只處理患者的骨折問題，未探究長輩骨折的原因，於是老人家可能一再骨折求診，或是因此死亡而不再出現。

「為防患未然，有必要讓長者知道骨鬆跟肌少症引起的潛在危險，」陳昱斌提到，萬芳醫院在二〇二〇年成立跨團隊的「骨質疏鬆與肌少照護中心」，是台灣少數將肌少症納入檢測與治療的醫療機構，將分散於各科別的骨鬆或肌少症患者集中衛教、診斷與治療，並且自二〇二〇年二月開始，將萬芳醫院超過一千五百位骨折患者的資料輸入資料庫，追蹤、列管後續骨折事件。

## 透過AI判讀未來十年骨折機率

目前公認的骨質密度測定黃金標準，是利用雙能量X光吸收儀檢查身體；至於肌少症的診斷，則除了握力及走路速度，還需要經過醫療機構的雙能量X光吸收

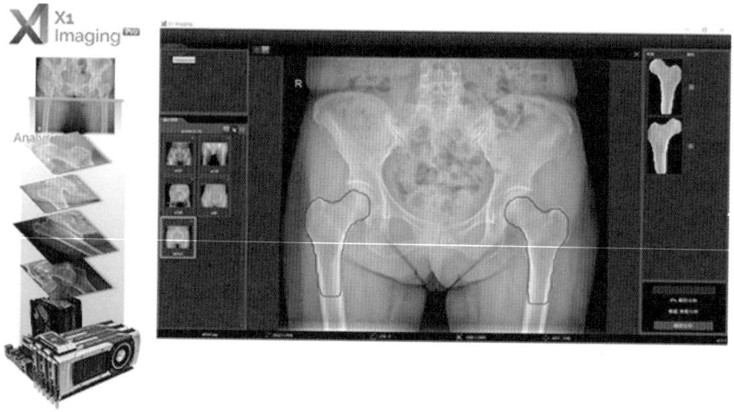


“只要一張髖部 X 光片，電腦就能判讀受檢者有無骨鬆風險，甚至估算未來十年發生骨折的機率，準確度高達九成。”

儀確認四肢骨骼肌肉量是否不足。

不過，陳昱斌指出，大台北地區醫療資源豐富，但像花東偏鄉地區，雙能量X光吸收儀恐怕少之又少，於是醫界開始思考，如何利用簡易方式，判斷骨鬆與肌少症潛在患者。現在，「民眾只要在醫院、衛生所，甚至在X光機巡迴車拍攝髖部X光片，就算在偏鄉，醫師透過遠距看到X光片也可以判讀，」陳昱斌說。

拜大數據發展之賜，骨鬆或肌少症也能提早防範。在骨鬆骨折中，髖關節骨折是危險性最高的，因此，萬芳醫院與業界合作，以醫院歷年拍過的髖部X光片和骨鬆檢測大數據開發AI軟體，只要一張髖部X光片，電腦就能判讀受檢者有無骨鬆風險，甚至估算未來十年發生骨折的機率，準確度高達九成。

萬芳醫院也與陽明交通大學合作開發了一套AI軟體，可以透過髖部X光片判斷患者是否有肌少症，讓臨床醫師及早診療，「準確度約為八成，透過訓練強化AI學習，還能將準確率提升至九成，預計二〇二二年可望達成，」陳昱斌說。

「老化是正常現象，最重要的是如何以正常速度健康變老，」陳昱斌期盼，「儘管無法完全遏止意外，但至少要減輕嚴重程度，而透過大數據輔助判斷潛在風險，提早介入衛教或治療，就能避免骨鬆或肌少症成為老人的惡夢。」

## Q 02 老化及關節使用過度造成退化性關節炎，看了醫生卻效果有限，該怎麼辦？

A 隨著高齡化時代來臨，愈來愈多長者面臨退化性關節炎的問題。傳統治療是以藥物控制或復健來緩解行動不便或疼痛的問題，嚴重者則採取手術置換人工關節；隨著再生醫療的發展，細胞治療則是為退化性關節炎患者帶來新希望。

談及關節退化，除了高齡是危險因子之一，其他像是肥胖導致關節承受壓力大、糖尿病等代謝性疾病、遺傳，或者外傷、缺乏活動等，都有可能造成不同程度的影響。

「危險因子會形成發炎因子，破壞關節軟骨，導致關節磨損，僵硬、關節腔積水，造成患部疼痛或脹痛，而治療關節炎的目的就是要阻斷發炎反應，減輕疼痛，延緩關節退化的速度，」北醫附醫骨科部醫師李建和說明。

## 退化性關節炎嚴重可能導致失能

退化性關節炎發生的部位為膝關節、髖關節，以及手指頭、肩、踝等的關節，其中最常見的是膝關節。

隨著年齡增長，六十五歲以上的人，退化性關節炎盛行率高達三〇％至四〇％，意指每十位年長者就有三位到四位有關節炎的問題。而且，退化性關節炎在各種失能原因中排名第四位，原因之一是有些患者關節疼痛合併骨質疏鬆，如因行動不便而跌倒骨折，嚴重便會導致失能。

不僅如此，李建和指出，很多人因為膝關節問題導致肢體變形、行動不便，無法上下樓梯，有些患者蹲不下去或站不起來，若公共廁所是蹲式馬桶就無法如廁，變成習慣憋尿，甚至乾脆躲在家裡不外出，生活品質低落，嚴重的患者甚至生活無法自理。

## 治療方法取決於嚴重程度和年齡

治療退化性關節炎的方法，要視關節炎嚴重程度與患者年紀而定。

李建和指出，退化性關節炎嚴重程度分為四級，年齡則以小於六十歲、介於六十歲至六十五歲，以及大於六十五歲來界定。

如果年紀小於六十歲，關節炎程度較輕，可採取藥物或復健的保守治療方式。

年紀大於六十五歲，但嚴重程度在第二級，發炎輕微，可以用止痛或消炎藥物加上復健治療；如因胃腎疾病不適合吃消炎藥，可以注射玻尿酸或高濃度血小板血漿（Platelet-Rich Plasma, PRP）來治療。

若年紀愈大、關節炎程度愈嚴重，例如，七、八十歲以上，且已到第三級或最嚴重的第四級，便建議置換人工關節。如不發生化膿等感染，大部分的人工關節可以保持使用十五年乃至二十年以上。

然而，置換人工關節雖然有用，但如果患者年紀較輕，是否在使用了十幾二十年後，儘管年紀已長，仍得再接受一次手術？近年來新興的再生醫療，改變了這個窘境。

## 再生醫療可減輕發炎反應

再生醫療係指自體細胞再生的治療，包括：高濃度血小板血漿、軟骨細胞移植，以及脂肪（間質）幹細胞。其中，高濃度血小板血漿是抽取患者血液後，分離出血小板，再注射進患者的膝關節，讓血小板釋放生長因子，可以減輕發炎反應。

李建和說：「臨床上有七〇%至八〇%的患者可因此改善疼痛狀況，如同時加上注射玻尿酸，效果會更好，適合第二期患者。」

不過，如果是年紀較輕、小於六十歲的患者，但嚴重程度已經到第三級或第四級，則他建議，可以考慮做「高位脛骨矯正手術」（High Tibial Osteotomy, HTO），再加上高濃度血小板血漿、自體軟骨細胞移植，或者是脂肪幹細胞注射等再生醫療。目前，北醫附醫已於二〇一九年十二月通過自體軟骨細胞移植特管辦法治療計畫，並獲衛福部核准執行。

李建和說明，自體軟骨細胞移植是高位脛骨矯正手術之外的輔助性治療，第一次手術是先做關節鏡，取關節邊緣的軟骨，再由生技公司培養出三層細胞的薄膜，一個月後再進行高位脛骨矯正手術，將脛骨內側彎的地方，切開骨頭矯正為直，減輕關節壓力，並刮掉壞掉的軟骨，將再生的薄膜貼上，經過一段時間後，關節處便會慢慢長出新軟骨。

他進一步指出，「單獨進行自體軟骨細胞治療可以使用於非負重的區域，如果有關節畸形，一般會採取矯正手術合併自體軟骨細胞治療，矯正手術費用約二十萬元，細胞移植費用約八十五萬元，但兩項手術費用合計高達百萬元，患者難免卻步。」

## 自體脂肪幹細胞治療是較便宜的選擇

上百萬元的手術費用，倘若經濟條件有限，難道就只能放棄治療嗎？

同樣屬於再生醫療的脂肪幹細胞治療，費用僅需要原本的三分之一，價位相對平易近人，北醫附醫已遞件向衛福部申請核准執行。

脂肪幹細胞治療是指取下身體的脂肪，在體外培養幹細胞，一個月約可複製五千萬顆幹細胞。李建和以北醫附醫為例：「我們選擇取用膝關節脂肪，優點是它較容易形成軟骨，且可先清除受損的軟骨細胞，但缺點是患者要做一次膝關節手術。」

脂肪幹細胞的再生治療是先做膝關節手術取下關節內脂肪，進行體外培養；一個月後，將培養出的幹細胞打入膝關節，接著幹細胞會分泌所謂的外泌體（Exosome），也就是在細胞間負責傳遞訊息的囊泡，其中有核醣核酸（RNA）及蛋白質，刺激受損的軟骨細胞再生。

「再生的幹細胞有兩個作用，一是抗發炎、減輕疼痛，二是修復受損的軟骨、改善膝蓋功能，而且只要開刀取一隻腳的膝蓋脂肪複製大量幹細胞，便足夠注射進兩隻腳的膝蓋。」

站在患者角度而言，李建和不諱言：「脂肪幹細胞手術相對簡單，費用上也比較容易負擔，會比較吸引人。」

不過，長輩年紀大了，再簡單的手術，家屬都難免擔心，不乏有人忍不住多問一句：「還有沒有其他辦法？」

在李建和經手的病例中，曾有一位高齡八十多歲的阿公，有嚴重的退化性膝關節問題，膝關節有發炎反應，翻身也會痛，讓阿公夜不成眠，吃安眠藥也無法克服，也讓他日常行動不便，只能坐輪椅。

然而，阿公還有很多內科問題，包括：糖尿病、高血壓與心臟病，不能吃藥治療，麻醉風險高，也不適合做人工關節置換手術，目前只能用高濃度血小板血漿密集治療，以改善疼痛的困擾。

不過，這種做法終非長久之計。

阿公未來都只能這樣「將就過日子」嗎？

有沒有辦法幫助阿公好好過生活？

## 不想動大刀，可考慮異體脂肪幹細胞治療

李建和透露：「將來可以考慮幫他培養脂肪幹細胞注射治療。」

目前國內開放的是自體幹細胞移植，但異體脂肪幹細胞移植並不會有排斥問題，未來政府如果同意開放，治療時將可以取健康人的脂肪製作成幹細胞，隨時

能夠取用治療，本身身體情況不佳或病情嚴重的患者也不必多挨一次刀。

李建和說，「異體脂肪幹細胞治療不需要動大刀矯正，沒有傷口，可望成為未來膝關節細胞治療的選項之一。」

## Q 03

# 阿嬤長期受腰椎病痛所苦，但她很怕開刀，是否有傷口小、出血少且後遺症少的術式？

A

受到年齡增長及骨質疏鬆、動作不當等因素影響，脊椎問題是老人家常見的疾病之一，尤其在腰椎、薦椎部位，造成疼痛、行動不便，甚至失禁。然而，在許多老人家的傳統觀念，脊椎有如「龍骨」，動刀是一件大事。再加上，傳統的脊椎手術，傷口大、出血量多，脊椎及肌肉筋膜損傷較多、感染率高，病人預後恢復時間長，更使得許多老人家寧可忍著痛楚也不願意開刀。

「邁入高齡社會，不僅要活得久，也要活得好，」臺北神經醫學中心行政副院長林乾閔開宗明義提到，隨著壽命延長，長時間承受人體重量的脊椎，有可能因年輕時搬重物，或是因經年累月下來的長期負荷，容易導致椎間盤凸出、關節肥厚造成神經孔狹窄、關節滑脫的神經痛，以及脊椎骨不穩定等問題。

諸如此類的問題，可能導致患者難以自在生活。

林乾閔指出，神經壓迫可能使患者無法走路，甚至癱瘓、失禁；脊椎關節不穩定，則會產生背痛；如果藥物治療都無法減緩症狀，就要以外科治療，例如：神經壓迫就要進行減壓手術、關節不穩定就要固定脊椎。

## 精準植入骨釘是一大挑戰

傳統手術開的傷口很大，脊椎可以看得一清二楚，比較容易鎖骨釘（螺絲釘），但是容易造成背部肌肉、韌帶受損的後遺症，開完刀也會因背部肌肉萎縮而造成嚴重背痛。

林乾閔說明，現行脊椎微創手術是植入骨釘以暫時穩定脊椎，但人體不斷活動，關節會鬆動，需要再進行「骨融合手術」。而且，比較早期的螺絲釘，材質是鋼或鐵，影像檢查時會嚴重干擾，且部分材質不宜留在體內，進行完骨融合手術後，還要再開刀取出螺絲釘。

隨著醫療器材材質革新，現在的螺絲釘多以鈦合金製成，留在體內也不會傷害人體，患者毋須多挨一次刀。可是，新醫材、新技術，也不等於手術可以萬無一失。

## 脊椎手術仍有風險

林乾閔談到，儘管現在可以採取微創手術，但一般是靠2D平面的X光機進行，因洞口小，外科醫師必須在看不到任何脊椎骨的情況下鎖釘子，而人體脊椎充滿許多神經與血管，每次手術都是一場考驗，如有一丁點閃失，便可能造成神經受傷或腳無力等後遺症。

「脊椎微創手術要非常精準確實有困難，即使後來有3D螢幕可以協助醫師看清楚植入釘子的位置，但還是需要有人動刀，有時仍難免產生人為誤差，」林乾閔坦言。

為了讓手術可以更精準導航定位、精準植入，北醫大、臺北神經醫學中心於二〇一八年率先引進亞洲第一台ROSA機械手臂導航手術系統，並針對脊椎病變治療、腦部腫瘤治療及腦血管手術，成立 ROSA Spine 和 ROSA Brain 團隊，如今已是全球第三、亞太區第一個 ROSA 機械手臂導航手術訓練中心。

林乾閔補充：「從頸椎、胸椎、腰椎到薦椎，都可以採用 ROSA，只是目前美國食品藥物管理局尚未認可使用在頸椎，現階段只能進行胸椎、腰椎、薦椎手術。」目前他領導的雙和醫院神經外科團隊，已使用 ROSA Spine 機械手臂完成超過兩百五十個案例。

那麼，實際上會如何進行呢？

## ROSA 機械手臂可精準置入骨釘

林乾閔以腰椎神經減壓合併骨融合手術為例解釋實際操作狀況，就是以微創手術移除壓迫神經的骨刺和椎間盤，達到神經減壓，再置入椎間融合器及骨釘，重建腰椎的穩定性。

其中，風險最大的就是置入骨釘時，若置入位置不良可能造成永久性的神經損傷。所幸，透過 ROSA 機械手臂可在術中規劃骨釘置入的最佳位置，藉由機器

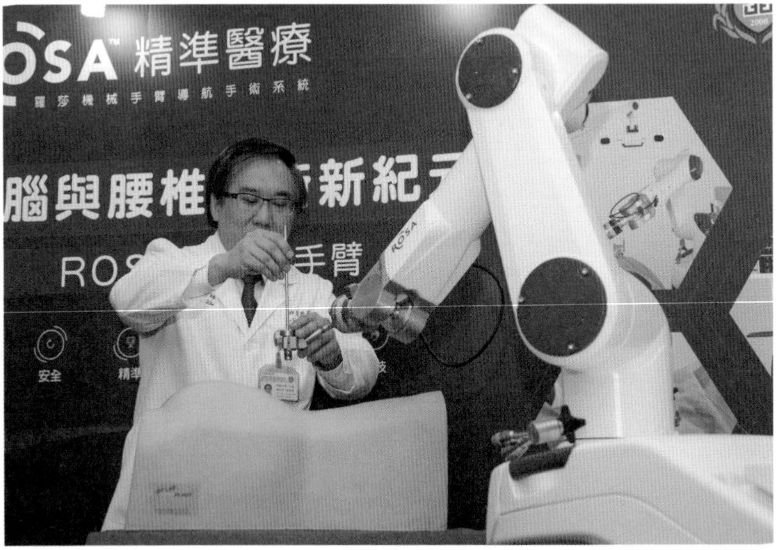


透過機械手臂規劃手術切入路徑，有助提升手術準確度。圖為臺北神經醫學中心行政副院長林乾閔。

手臂精準定位骨釘置入的路徑與位置。

不僅如此，林乾閔談到，在手術當下，患者呼吸的動作也會讓脊椎跟著起伏，甚至麻醉後，施加壓力鎖骨釘時，脊椎也會跟著晃動，導致鎖骨釘的位置可能稍微偏移，而ROSA機械手臂的追蹤系統會隨著呼吸起伏移動手臂，「骨釘置入位置誤差可維持在〇．三毫米以內，平均僅約〇．一至〇．二毫米。」

## 胸椎手術、脊椎側彎治療等都適用

以往進行複雜的脊椎手術，像是胸椎手術，採用2D的X光機影像，側面會被肩胛骨擋住，但是透過ROSA定位，雖然需要花一些時間設定定位，但定位完成後，機械手臂便能精準鎖進骨釘。

另一項對醫師極具挑戰性的項目，是治療脊椎側彎。

在2D的X光機很難看出脊椎的椎弓根，但是透過3D的ROSA機械手臂，可為嚴重扭曲變形的脊椎側彎患者找出適當途徑，再進行精準定位、植入骨釘，手術就變得輕鬆許多。

林乾閔談到，有位七十多歲的阿嬤，先天脊椎側彎，又因年邁造成嚴重的退化性脊椎側彎，腰椎第二節到第五節幾乎疊在一起，每天要起床時便痛苦不堪，但許多醫師不敢直接動刀，只能讓阿嬤採取吃藥物控制疼痛的保守治療；後來，阿嬤輾轉到了雙和醫院，求助林乾閔團隊，自費將近十五萬元，經由ＲＯＳＡ機械手臂精準定位，鎖入七根骨釘，第二天就可以下床，第三天就可以考慮出院。

「阿嬤開完刀，回診時非常開心，她鬆一口氣告訴我：『終於解決疼痛了！』」能幫老人家解決長久以來的心頭大患，林乾閔言談中也替阿嬤感到高興。

## 大腦手術也適用

ＲＯＳＡ機械手臂導航不僅適用於脊椎手術，也可用於執行大腦手術，例如：腦出血與腦腫瘤切片手術、帕金森氏症（Parkinson's disease, PD）的深部腦刺激手術，以及頑固性癲癇的立體定位腦電圖植入手術等術式。

「相較傳統術式，ＲＯＳＡ機械手臂可以克服因人為操作造成的誤差，提升手術成功率，縮短住院時間、減少出血、感染風險及疼痛，同時大幅縮短手術時間，再加上以往X光機的定位照射，對醫護會有長期暴露輻射的傷害，如今利用ROSA導航定位將可以達到更優質的醫療照護，不僅保護醫護人員避免輻射傷害，也可以提供更精準、有效的治療，」林乾閔總結。

# Q04 阿公最近記性好差，我們擔心他得了阿茲海默症，該怎麼辦才好？

A 失智症（認知症）是老人常見的神經退化疾病第一位，初期症狀是忘東忘西，往往讓人誤以為是正常的老化現象，等到確診時，病情恐怕已經是中重度，對家屬或照顧者形成不小的負擔。

然而，台灣失智症協會的資料顯示，依二〇二〇年年底的國內人口統計，六十五歲以上老人共有近三百七十八萬人，其中有約二十九萬人罹患失智症，即六十五歲以上的老人約每十二人有一位失智者，而八十歲以上的老人則約每五人即有一位失智者。

在這樣的基礎上，推算照護費用支出，如果五十歲發病，診斷後終身照護總花費約七百二十六萬元至一千五百八十四萬元；如果六十歲發病，照護花費約五百五十萬元至一千兩百萬元；若再加上照護者可能影響工作、財務等各項規劃，龐大的經濟與身心壓力，一旦缺乏足夠資源支持，可能拖垮一整個家庭。

## 早期發現並介入治療可望延緩病程

失智症的發生原因，以阿茲海默症（Alzheimer's Disease, AD）最為常見，約占七成左右。

醫學上確診阿茲海默症的方式，包括：由心理諮商師進行複雜的神經心理學評量，或進行核磁共振影像、核醫正子造影（PET）等方式，以及高度侵入性的腦脊髓液檢測。

阿茲海默症目前還沒有藥物可以徹底治癒，從輕度時期的輕微症狀，逐漸進入中度、重度、末期症狀，疾病退化的時間也沒有一定，存在個別差異。

不過，如果早期發現，以藥物（主要是乙醯膽鹼抑制劑）或非藥物（例如：環境調整、藝術、懷舊療法等）介入治療，可望延緩病程；如更早檢測出有罹患阿茲海默症的風險，進一步規劃個人化腦部管理（例如：控制新陳代謝、維持正常生活作息、保持運動習慣等），還可降低罹病風險。

## 阿茲海默症不易發現，但不會突然發生

阿茲海默症極少突然發生，只是罹病初期不易察覺。吉蔚精準檢驗公司總經理莊佳霖指出，過去都是因為患者出現迷路、情緒轉變，或是個性驟變（俗稱「老番顛」）等症狀，才會被確診。

他進一步說明，阿茲海默症好發於六十五歲以上的長者，但往往在發病前的十五年至二十五年，腦部即開始產生變化，只是以往很難簡易診斷。

為什麼？莊佳霖解釋，過去依賴影像判斷是否罹患阿茲海默症，在出現症狀後才能進行；如果想要早期發現，必須自費檢測，費用動輒數萬元，一般民眾很少主動檢測。

不過，隨著醫療科技進步，現在從阿茲海默症患者的血液，便可檢測到「壞蛋

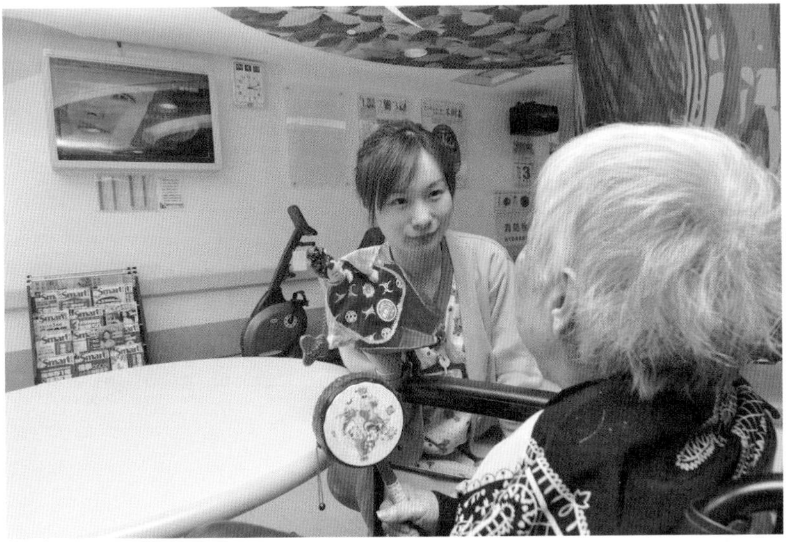


“阿茲海默症若能早期發現，以藥物或如藝術、懷舊療法等非藥物方式介入治療，可望延緩病程。”

白」的濃度。

## 抽血三毫升就能精準評估風險高低

「造成阿茲海默症的『壞蛋白』，在血液中的濃度之微，就像把一顆方糖丟進標準尺寸的游泳池中，要檢測出來非常困難，」莊佳霖談到，正因如此，吉蔚精準與磁量生技歷經十年研究發展，開發出超靈敏免疫磁減量（IMR）檢驗技術，與台大醫院合作並進行試驗，抽血即可檢測評估罹患阿茲海默症的風險。

失智症可大致分為退化性和血管性兩大類，阿茲海默症就是退化性失智症的一種。而透過抽血的方式，還能用來檢測數種和失智相關的常見神經退化性疾病，如：帕金森氏症、路易氏體失智症（Dementia with Lewy Bodies, DLB）等。

IMR係利用表面接有抗體的大量奈米級磁珠，捕獲由腦部釋放至血液中的微量異常蛋白質，根據磁訊號的變化檢測蛋白質濃度，評估患者得到阿茲海默症或輕度認知障礙的風險，準確度達到八成。

「只要三毫升血液，就能精準測出血液中『乙型類澱粉蛋白』與『濤（tau）

蛋白』的含量，評估罹患阿茲海默症的風險，」莊佳霖說：「IMRAD是全球唯一可以血液檢測阿茲海默症的方式，已取得歐盟CE IVD認證，以及台灣、日本、中國大陸、歐盟、美國等二十八個國家或地區專利，衛福部也在二〇二一年通過它的IVD第三類新醫材審查，目前已有五十多家醫療院所使用。」

吉蔚精準產品經理李宣萱說明，檢驗數值落在四五五．四九(pg/ml)$^2$以下為低風險，如果是介於三八〇(pg/ml)$^2$至四五五．四九(pg/ml)$^2$之間，屬於亞健康，建議積極進行健康管理，例如：改善新陳代謝相關數據，以及改善睡眠品質或情緒、壓力，必要時會診精神科協同管理。

四五五．四九(pg/ml)$^2$到六四二．五八(pg/ml)$^2$為中風險，疑似輕度認知功能障礙，李宣萱建議，患者應盡速至失智相關專科就診確認疾病狀態；一旦超過六四二．五八(pg/ml)$^2$便屬於高風險，疑似罹患阿茲海默症，建議馬上到失智症相關專科就診，確認疾病狀態。

「失智症發展過程耗時十五年至二十五年，等到症狀出現、檢查確診，往往已經太晚。目前學界和醫界的共識，都是『預防才是最好的治療』，」莊佳霖指出。

正因如此，尤其是有家族史者，除了基因檢測，也可以提早進行IMRAD

檢測。甚至，「除有家族史外，四十五歲以上，如果有肥胖、三高，或者常熬夜、作息不正常者，也會影響腦部功能，」李宣萱建議，這類族群也應進行檢測，及早進行腦部健康管理。

所謂腦部健康管理，包括：改善新陳代謝數據、改善睡眠品質、以及改善情緒管理與壓力管理等，均需要經過家醫科、健康個案管理師、減重或睡眠中心等的評估與建議後進行。

## 提升健康意識是最有效的預防方法

李宣萱分享，曾有位企業主，經常交際應酬，雖然有高血糖、高血壓、高血脂的三高問題，卻不以為意，因為他認為「三高都有藥物可以治療」。抱持這樣的態度，到了五十六歲，進行IMR AD檢測，發現數值高達四六〇 $(pg/ml)^2$，屬於失智的中風險。

這位企業主嚇到了，自知失智症無藥可醫，雖然認知功能正常，還是聽從個管師建議，乖乖進行營養調整及有氧運動。一年後再檢測，降到二九八 $(pg/ml)^2$。「顯然，透過積極的健康管理，可以降低失智風險，」李宣萱說。

同樣的例子，也發生在李宣萱自己身上。

不到五十歲的她，擁有遺傳學博士學位，直系血親沒有失智症的遺傳因子，但她經常熬夜，每天僅睡四、五個小時，雖知作息不正常與肥胖是腦部退化的風險因子，卻總是改不了。直到抽血檢測，看見數值是三八四 (pg/ml)[2]，屬於亞健康等級，才因此提高警覺。

李宣萱笑稱，以前總是沒有動力認真減重，「看到數字後開始緊張，下定決心減肥，督促自己好好運動、好好睡覺，做好預防失智的健康管理。」

「其實，許多不健康的因子都跟失智症有關，如果能夠提升健康意識，就是預防失智症最有效的方法，」莊佳霖強調，失智症被發現時，通常是中晚期，且病情不可逆，「如果可以早期介入，讓有失智風險或疑似症狀者接受檢測，只要延緩一年病程，就可以減少支出長照的費用，對公共衛生政策是很重要的創舉。」

## Q05 藥物無法解決帕金森氏症經常性的震顫，是否有更具效果的緩解方法？

A 高齡者面臨神經退化的風險，其中帕金森氏症是第二常見的神經退化性疾病，僅次於失智症。國內六十五歲以上民眾罹患帕金森氏症盛行率約一％至二％，其中男性較高，為二％，女性則約一．三％至一．五％。目前老年人口約占總人口比例的一六％，換算起來，國內約有七萬五千個帕金森氏症患者，而隨著超高齡社會的來臨，未來罹患帕金森氏症的人數也勢必增加。

國際知名神經外科權威、臺北神經醫學中心院長杜永光指出，帕金森氏症是一種慢性、漸進的神經退化性疾病，目前成因不明，但造成患者顫抖或肢體動作僵硬的原因與腦部分泌的多巴胺減少有關。

腦中分泌多巴胺的細胞主要在中腦黑質的緻密部，若黑質組織內的多巴胺細胞退化死亡，導致大腦中缺乏多巴胺，便可能造成肢體顫抖、身體僵直、行動緩慢等症狀；隨著神經退化的數量愈多，症狀愈嚴重，患者可能因此無法工作，甚至生活無法自理。

## 震顫與動作遲緩僵硬為主要症狀

帕金森氏症的症狀大致分為兩大類，一是震顫（手不自覺顫抖），嚴重者對生活起居造成不便；二是動作遲緩僵硬，像是身體向前傾、容易跌倒。另外，患者也可能出現嗅覺異常、頻尿或失禁等症狀，影響生活品質。

治療帕金森氏症的方式，第一步是藥物，有多種選擇，也可以併用，最有效的是左多巴胺（Levodopa，多巴胺的前驅物）。由於多巴胺無法穿越血腦屏障進入腦部，病人服用左多巴胺後，可以穿越血腦屏障，在腦內經酵素轉換成多巴胺，達到治療效果。

然而，「藥物治療在發病的前幾年效果不錯，但隨著疾病進展，所需藥量增加，容易產生幻覺、噁心、腸胃不適，甚至全身不自主的肢體異動症，藥物最後也會漸漸失效，」杜永光說，「若到了藥物治療無效的情況，則可以選擇腦部手術的方式，以改善生活品質。」

第一種開刀方式，是破壞不正常的神經通路。腦部基底核有許多神經通路，最早的開刀方式是在頭部開一個小洞插入電極，以電極燒灼方式破壞不正常腦組織的神經通路，通常在蒼白丘、視丘或下視丘進行；手術成功後，患者的顫抖改善或肢體動作就會變得順暢，但是仍須合併藥物使用。

第二種是近十年來常見的做法，也就是在腦部放置微小電極以給予刺激，通常是放在下視丘或蒼白丘與視丘間的神經纖維束，同樣需要進行開顱手術。

杜永光指出，第一種手術的最大缺點，是破壞的位置如果錯誤，會造成永久性不可逆的破壞；第二種手術雖較第一種為佳，可以調整電極刺激的強度與頻率，但每五年左右就需要更換電池。

藥物或手術似乎都有風險，有更安全的治療方式嗎？

在杜永光領軍下，北醫體系整合三家附屬醫院的神經醫學近百位醫師及教師資源，打造出台灣首座國際級神經醫學中心，引進全國第二台「磁振導航聚焦超音波治療儀」，又稱「神波刀」，結合高強度聚焦超音波和磁振造影兩種科技，針對腦部組織採取點狀破壞，優點是可以反覆嘗試位置，不會造成不可逆的損傷。

## 神波刀可望有效解決震顫狀況

所謂的神波刀，是先以磁振造影讓醫師精確判斷與定位治療區域，接著以高強度超音波在腦部聚焦產生熱能，破壞不正常的神經通路，進而達到治療效果。至於神波刀可以治療的症狀與相應的腦部位置，包括：原發性顫抖，對應視丘腹內側核；顫抖為主的帕金森氏症，同樣對應視丘腹內側核；伴隨動作緩慢及僵硬症狀，以顫抖為主的帕金森氏症，對應基底核至視丘中間的神經束。

「目前臺北神經醫學中心已為二十多位原發性顫抖的患者進行手術，其中僅有一、兩位的成效不如預期，震顫症狀並未完全改善，」杜永光說。

他進一步談到：「神波刀的優勢是非侵入式、不必開顱，沒有傷口感染的風險，且聚焦超音波的強度可以慢慢增加。」有別於傳統的電極燒灼需要全身麻醉，神波刀手術是經由核磁共振導航定位要燒灼的部分，一開始設定在攝氏四十八度，再利用超音波燒灼慢慢增溫，整段過程病人意識清醒，但不會感到疼痛。

「這個溫度不會造成腦組織永性的破壞，在手術過程中可以反覆測試不同部位，找到適當位置後再聚焦升溫，」杜永光解釋，「醫師會在治療過程中請病人拿筆沿著螺紋狀的圖形描繪，如果可以沿著圖形畫出整齊線條，代表手部顫抖減緩，也就是選定的位置無誤，之後再增強超音波能量，直到溫度超過攝氏五十四度，造成不可逆的腦組織破壞，達到永久的治療效果。」

目前衛福部除了核准神波刀應用在原因不明的原發性手部震顫病人治療之外，也於二〇二二年年初通過核准帕金森氏症為適應症，可使用神波刀治療。

## 無法接受開顱手術的患者，將有新選擇

針對震顫問題的精準治療，費用約六十萬元且必須自費，包含每位患者需要客製化一副十多萬元的專屬頭架，但杜永光認為，「儘管所費不貲，對於無法接受傳統開顱手術的震顫患者仍是一大福音，像是有些患者有凝血功能問題，開顱手

術恐引起腦內出血等副作用，或有心臟疾病、呼吸疾病等內科問題，又或者只是單純害怕開顱手術，就適合選擇神波刀治療震顫問題。」

譬如，有位七十四歲的女性患者，雙手有姿勢性顫抖約十年，連要自己拿杯子就口喝水都相當困難，嚴重影響日常生活，而這位患者對藥物反應不佳，後來接受神波刀治療，顫抖現象獲得良好改善。

另外有位六十五歲的男性，雙手顫抖了七年，因為合併慢性阻塞性肺病，需要固定使用氣管擴張劑，但副作用卻使得他的顫抖加劇。經過乙型阻斷劑的藥物治療，改善了顫抖，卻又導致氣喘惡化，後來更是連使用筷子、刷牙或寫字簽名都無法做到，嚴重影響生活功能，直到選擇神波刀治療，手抖的狀況才獲得明顯改善。

「衛福部已於近期開放以神波刀治療帕金森氏症引起的震顫問題，」杜永光期待，「這可以為許多帕金森氏症患者帶來另一項治療震顫的新選擇，生活能獲得許多改善。」

# Q06 阿嬤中風後必須長期臥床，光靠外勞及家人照顧又太吃力，有什麼方法能夠減輕家屬負擔？

A

「只有障礙的環境，沒有障礙的人。」北醫大管理顧問公司副總經理楊舒琴引述一位身障者的感言。這句話，一般行動自如者恐怕難以理解，但對身障者和失能者來說，它確實點出了台灣的居家照護軟、硬體尚有改善空間。還好，隨著精準照護及輔助科技的導入，可望為居家照顧提供一些助力，讓被照顧者獲得較好的照護品質，照顧者也能減輕一些負擔。

主計總處二〇二〇年「人口及住宅普查」初步統計顯示，因生病、受傷、衰老而需要他人照顧長達（或預期）六個月以上者，總共六十五萬五千人，較十年前調查的四十七萬五千人成長近四成（三七．九％）。

受高齡化影響，長者需要他人長期照顧的情形持續增加，其中六十五歲以上需要他人長期照顧者為四十八萬七千人，占全國六十五歲以上人口的一三．三％，較十年前大幅增加近六成（五六．六％）。

目前台灣約有七十六萬個失能、失智及身心障礙者，約兩成使用政府長照資源，近三成聘雇外籍看護工，逾五成完全仰賴家庭照顧，顯示目前的長照仍以居家照顧占大多數。

然而，推估到了二〇二六年，失能人口恐突破百萬，居家照顧是否還能承擔這樣的重責大任？

## 善用輔助科技，失能者可以自立生活

「需要長期照護的人，不一定是完全失能者，」楊舒琴一句話點破思考未來方案的關鍵：「有些人是失去身體的某種功能，只要某項輔助能夠對應他缺失的功能，全部或部分恢復他原有的生活，就不會讓被照顧者認為自己『全廢了』。」

透過科技的支持，失能者可以持續自立生活、學習或工作，享受如常的人生。

譬如，像是以紅外線偵測眼球移動的「眼控電腦」，就是一種輔助工具。

同時擔任杏芳／莉禾居家長照機構副總經理的楊舒琴回顧過往經驗指出，有位案家在二十多歲時，因車禍導致頸部以下全部癱瘓，直到四十多歲時，接觸眼控電腦，讓他能以眼睛操作電腦，後來甚至可以經營電子商務，「智慧輔具讓他可以自立，重拾養家能力，不會覺得自己是廢人。」

又譬如，若是家中的被照顧者必須躺床，採用「懸吊式移位機」就可以減輕很多照顧者的體力負荷，尤其現代社會存在許多「老老照顧」的情況，更可避免在照顧時受傷。

「人只要能動，看到的世界不一樣，心情也會好起來，」楊舒琴指出，曾經有位女性案家，年輕時因運動傷害導致下半身癱瘓，長年躺床，由年邁雙親照顧；後來家中裝設軌道式懸吊式移位機，從此改變她的生活。

「我以為一輩子的視角都是水平線，想不到還能有一天，視角從水平變成垂直，」楊舒琴引述那位女患者感動的回饋。

不過，並非每個家庭都能在天花板上裝設軌道，像是租屋族就可能無法大規模

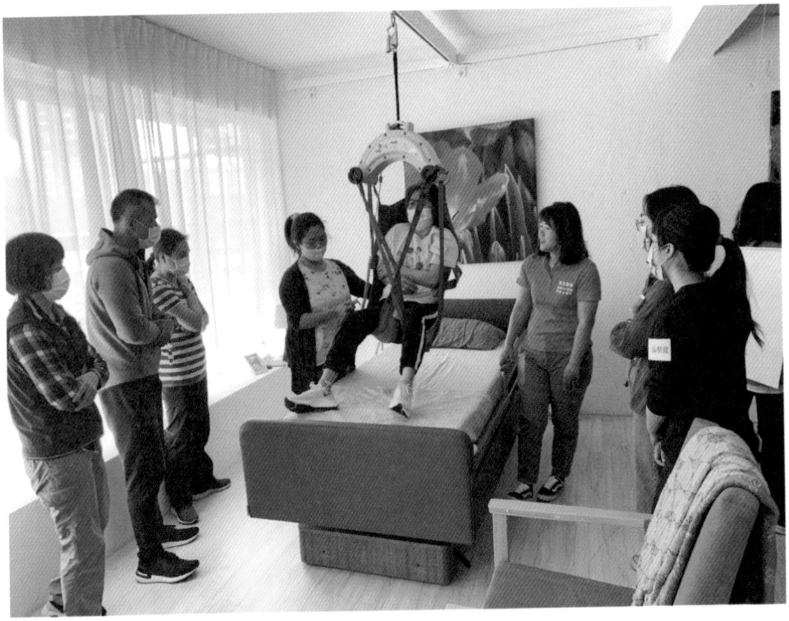

“改造居家環境，善用輔助工具，可以減輕照顧者的體力負荷並避免受傷。圖為懸吊式移位機。”

改裝居家環境，但他們可以使用非軌道式懸吊式移位機，使用者如同坐在椅子上，只是不必有人推動，便能自行在家中移動。

除了環境設施，輔助科技也有日常小物可以增加生活的便利性。

舉例來說，許多年長者有多重疾病，需要服用多種藥物，居家智慧藥盒便可以幫助提醒服藥，甚至自動給藥。

楊舒琴指出，每顆藥的重量很輕，智慧藥盒有精準秤重功能，如果服藥時間到了，智慧藥盒偵測到該吃的藥物重量未減輕，就會發送語音提醒；甚至，現在有更聰明的智慧藥盒，將患者該吃的藥都蒐集好後，再一併投送出來。

更進一步，如果將智慧藥盒綁定APP，照顧者還可遠端監控被照顧者的服藥狀況；若是患者沒有服藥，家屬在遠端也能收到通知，提醒患者服藥。

## 電子寵物是穩定情緒與血壓的好幫手

行動不便久了，難免感覺日子無趣，生活好像乏善可陳。除了藉由科技輔助身體的功能，失能者的心靈也需要慰藉，此時電子寵物就可以派上用場。

電子寵物已非新科技，但隨著大數據與ＡＩ運用，賦予強大功能，其中讓楊舒琴印象深刻的是，一隻毛茸茸的海豹。

「狗跟貓都有表情，電子寵物怎麼可能比真實寵物還有趣？」楊舒琴回想，當初第一眼看到這隻海豹是擺在商品架上，原以為跟以往功能簡單的電子寵物沒兩樣，但當她靠近海豹時，海豹跟著抬頭看她並眨眼，接下來她摸摸海豹，沒想到海豹發出「嗯……嗯……」祈求的聲音，傳達希望有人去抱它的反應。

甚至，使用者抱海豹的姿勢不同，海豹反應也不同。

例如：整隻抱在懷裡，海豹會將頭放在使用者胸前；如果抱的姿勢不對，它會扭動身體表達抗議，就像真的寵物一樣，「更可愛的是，它的充電器居然是一個奶嘴。」

楊舒琴說明，海豹內建大量數據與機器學習程式，透過聲音表達不同情緒，眼睛的動作則是經過ＡＩ運算以對應人類反應，藉由大家都聽得懂的海豹音，讓所有人都可以跟它互動，沒有語言的隔閡。

實際測試後發現，受試者與海豹互動後，情緒與血壓都更平穩了。

「這隻海豹真的有撫慰人心的功用，對我而言，這就是精準的照顧，」曾被小海豹慰藉到的楊舒琴笑說。

## 科技輔具可以加速掌握照顧方法

身心障礙者最大的障礙，其實經常不是來自於身體或心理，而是來自於社會的不友善或偏見，若連家人都無法理解，對他們來說更是倍感艱辛。然而，對許多人來說，照顧失能或失智的家人，是前所未有的經驗，往往只能邊做邊學，但要理解被照顧者的身心狀態，不是兩三天就能做到。

例如，有些嚴重失智患者，眼中看到的影像並非是一條直線，而是扭曲混亂的畫面，沒有經驗的照顧者很難想像那種畫面引發的感受。

楊舒琴建議，「利用VR體驗，模擬家人失能或失智的狀態，讓照顧者身歷其境後，較能感同身受，進一步理解、包容、接納需要被照顧的家人。」

另一項科技輔具，既可讓主要照顧者減輕負擔，也舒緩家人的心情。

「你知道多少案例是阿公生病，年輕的外籍看護睡在旁邊，阿嬤卻在吃醋？」這樣的場景讓楊舒琴哭笑不得，但這就是長照生活的日常一景。

如何解決？楊舒琴提出解方——一張放在床墊下的「離床感應器」。這項科技輔具讓主要照顧者不必一直守在床邊，只要被照顧者起身，就會傳送警示給照顧者，讓阿公與外籍看護的睡眠品質更好，阿嬤也不會無故吃味。

## 讓被照顧者沒有感覺被照顧

除了導入科技輔助，曾擔任萬芳醫院預防醫學暨社區醫學部副主任的楊舒琴認為，有些貼心的設計小巧思雖不是高科技，也符合「精準照護」的定義。像是設計杯子手把的彎度與空間，可以讓手指較不靈活者使用，讓他們能夠自己拿杯子；或是利用槓桿原理設計的刀具，讓比較沒有力氣的長者可以在廚房使用；又或者，透過設計，讓湯匙在不同角度都可以保持水平，讓手抖不靈活的長者也可以自行拿湯匙喝湯，幫助他們維持基本的生活自理能力。

「『照顧科技』最貼心的設計是『讓被照顧者沒有感覺被照顧』，精準的意思是指符合使用者需要的設備，讓他過得比較像是一個健全的人，而不是時刻需要被照顧的弱者，」楊舒琴總結。

結語

# 做好準備，迎接精準健康時代

人類的文明史，亦是一場疾病對抗史。

回首一世紀前的西班牙流感疫情，死亡人數逾四千萬人，感染數是當時人口的三分之一，約十八億人。

新冠肺炎自二〇一九年年底爆發以來，全球確診者已超過四億人，奪走近六百萬人生命，是近代最嚴重的一場全球流行大疫病。

所幸，面對新興傳染病，人類不再像過去幾個世紀，只能向病毒低頭，而是起身對抗。以對抗新冠病毒為例，譬如像是對抗新冠肺炎疫情，就是奠基於過去一段時間的基因定序、mRNA技術等研究基礎，讓各國得以在短時間內，研發投產對抗病毒的疫苗、藥物、檢測試劑。

## 台灣將是全球最適合發展 BioICT 的場域

一開始，精準醫療著重基因序列特徵與醫療處置效果，在與時間賽跑的抗疫期間發揮效果；漸漸的，精準醫療從治療與診斷的層次擴展到精準健康層次，並且與數據、運算、雲端、物聯網、遠距等領域跨域合作，透過資通訊有效串聯各醫療科技，提升效率。

在這樣的趨勢下，台灣，可以扮演什麼角色？

「我們有一個很大的優勢，就是同時具備尖端的醫療與資通訊科技，」北醫大校長林建煌指出，「精準健康與資通訊產業的跨域結合，將加速國內醫療創新與智慧醫療發展，進而引領台灣生技產業創新，預估二〇二二年的生技醫療產業產值可超過新台幣六千四百億元。」

「未來，還要透過資通訊科技進一步將生活模式、環境等全面整合，才能對健康與醫療達到精準與效率，」林建煌表示，「以全球生醫研發的趨勢來看，

BioICT 產業，將是未來的發展趨勢。」

事實上，這樣的場面，已經是現在進行式。例如：廣明光電轉投資的柏勝生技，成功開發新冠肺炎抗體檢測碟片，並取得歐盟認證；力晶集團旗下的智合精準醫學科技，投入新冠病毒疫苗研發；鴻海投資以色列醫療影像新創公司 Nano-X Imaging，開發數位X光診斷系統等產品，這樣的例子比比皆是。

「跨域結合之外，若加上完整醫療制度及政府獎勵措施，如《生技醫藥產業發展條例》，台灣將是世界上最適合發展 BioICT 的國家，不僅有助於推升智慧醫療、精準醫療、遠距照護等需求，也可領先示範兩大領域結合的成效，」林建煌說。

## 數據科學創新，有利精準健康產業發展

「在全球數位化及大數據應用的趨勢，朝向精準化、個人化、價值導向的精準健康發展，台灣具有多項優勢，」林建煌指出，像是健全的健保資料庫、中研院的百萬華人基因庫精準醫療計畫，都是台灣具備的相對優勢。

他談到：「基因資料是建構精準健康產業非常重要的基礎建設，包括：疾病風

險評估、預測與精準用藥，都要以此為基礎；台灣的健保資料庫，更是全世界獨一無二的醫療大數據，只要去識別化，將影像報告、檢查（驗）結果透過大數據與ＡＩ結合，發展成健康大數據資料庫，有利於國內建構精準健康平台，讓健康管理更加個人化。」

「北醫也在二〇二〇年八月成立精準健康研究中心，」林建煌談到，「我們要建構一個橫向平台，整合一校六院的人才與資源，加強研究精準預防、精準診斷、精準治療與精準照護四個面向的精準健康，最重要的是可以實際應用，因為醫師最清楚患者的需求，由醫師提出未被滿足的需求，再一起研發出臨床端的應用，會是最能解決問題的做法。」

例如，醫守科技運用十三億筆處方大數據與ＡＩ，開發出「藥御守 MedGuard」系統，核心技術是萬芳醫院醫師、北醫大教授李友專開發的「人工智慧用藥安全系統」，已成功導入北醫體系與多家國內醫院，提供精準的用藥安全警示與最適建議。

不僅如此，生醫新創團隊往往容易遭遇兩大挑戰：缺乏驗證場域、難以進入國際市場，但藥御守 MedGuard 卻都克服了。這套系統通過美國食品藥物管理局醫療器材軟體（Software as a Medical Device, SaMD）許可，當地的哈佛醫學院布萊根婦女醫院（Brigham and Women’s Hospital, BWH）已決定引進使用。

## 研發實力也是國家競爭力

在國家發展大健康產業的大方向下，大學與醫療院所的研發實力等同於國家的競爭力。「我希望北醫大成為創新型大學，領先創新的研發成果要為產業所用，鼓勵大家勇於接受挑戰，具備高度創業家精神，獲取外部資源，進一步讓北醫大成為台灣經濟與社會發展的動力，」林建煌期許。

這樣的期許，其來有自。

「像是一台要價新台幣十六億元的精準放射治療（癌症）的質子治療機，就是由比利時魯汶大學（University of Leuven）研發，再由其衍生新創公司ＩＢＡ行銷全球，」林建煌讚許，「這是將大學的研發能量付諸應用、創造知識經濟的典範，也是北醫大效法的方向。」

身為培育高教人才的大學校長，林建煌站在提升國家競爭力的角度，針對未來精準健康的發展，提出幾項建議，希望讓台灣的高等教育體系一起變得更好：

一、產業與學校、醫院共設研發中心：從市場需求或臨床需求出發，共同研發，以解決問題的策略著手，從「未被滿足的需求」（unmet need）到「真正的需求」（true need），進而投入相關創新研發。

二、共同培育產業人才：大學端可與企業合作，設立「產業碩士／博士專班」。

三、協助新創加速成長（資金與教練）：學界鼓勵研發成果成立衍生新創，若擁有較多資源的企業可以評估投資入股，充當教練引導，新創事業與企業彼此可以加速成長。

四、可以機構對機構的方式深入合作：由企業出題，學校媒合適合的研發團隊共同開發，例如：北醫與中天生技、合一的合作，就是採取這種方式。

五、創投公司可與加速器合作，例如，比翼加速器與北醫生醫加速器，從源頭了解研發團隊與案源，可更精準投資。

放眼未來，雖然仍有許多挑戰，不過，「在產、官、學、研各層面，生醫與資通訊的跨域合作下，相信台灣有機會能在全球精準健康的大舞台上，占有一席之地，」林建煌以堅定的眼神，充滿信心的說道。

社會人文 BMP020

# 訂製你的無病生活
## 30問掌握預防、診斷、治療、照護對策

作者 — 林惠君、黃筱珮、吳佩琪

客座總編輯 — 林建煌
專案執行策劃 — 湯雅雯
企劃出版部總編輯 — 李桂芬
主編 — 羅玳珊、詹于瑤
責任編輯 — 劉瑋
美術設計 — YuJu
圖片提供 — 臺北醫學大學（P24-25、29、35、40、47、51-52、58、62-63、84、94、97、103、110、113、118、122-123、135、140、148、157、162、166、173、188-189、194、208、215、229）、Shutterstock（P77、89）

出版者 — 遠見天下文化出版股份有限公司
創辦人 — 高希均、王力行
遠見・天下文化　事業群董事長 — 高希均
事業群發行人／CEO — 王力行
天下文化社長 — 林天來
天下文化總經理 — 林芳燕
國際事務開發部兼版權中心總監 — 潘欣
法律顧問 — 理律法律事務所陳長文律師
著作權顧問 — 魏啟翔律師
社址 — 台北市104松江路93巷1號
讀者服務專線 —（02）2662-0012 ｜傳真 —（02）2662-0007；2662-0009
電子郵件信箱 — cwpc@cwgv.com.tw
直接郵撥帳號 — 1326703-6號　遠見天下文化出版股份有限公司

電腦排版 — 立全電腦印前排版有限公司
製版廠 — 東豪印刷事業有限公司
印刷廠 — 立龍藝術印刷股份有限公司
裝訂廠 — 聿成裝訂股份有限公司
登記證 — 局版台業字第2517號
總經銷 — 大和書報圖書股份有限公司｜電話 — (02)8990-2588
出版日期 — 2022年4月20日第一版第1次印行

定價 — NT 450元
ISBN — 978-986-525-527-5
EISBN — 9789865255459 (EPUB)；9789865255466 (PDF)
書號 — BMP020
天下文化官網 — bookzone.cwgv.com.tw



國家圖書館出版品預行編目(CIP)資料

訂製你的無病生活：30問掌握預防、診斷、治療、照護對策 / 林惠君, 黃筱珮, 吳佩琪作. -- 第一版. -- 臺北市：遠見天下文化出版股份有限公司, 2022.04
面；　公分. -- (社會人文；BMP020)

ISBN 978-986-525-527-5(平裝)

1.CST: 醫學 2.CST: 問題集

410.022　　111003291

天下文化
BELIEVE IN READING